気持ちいいがきほん

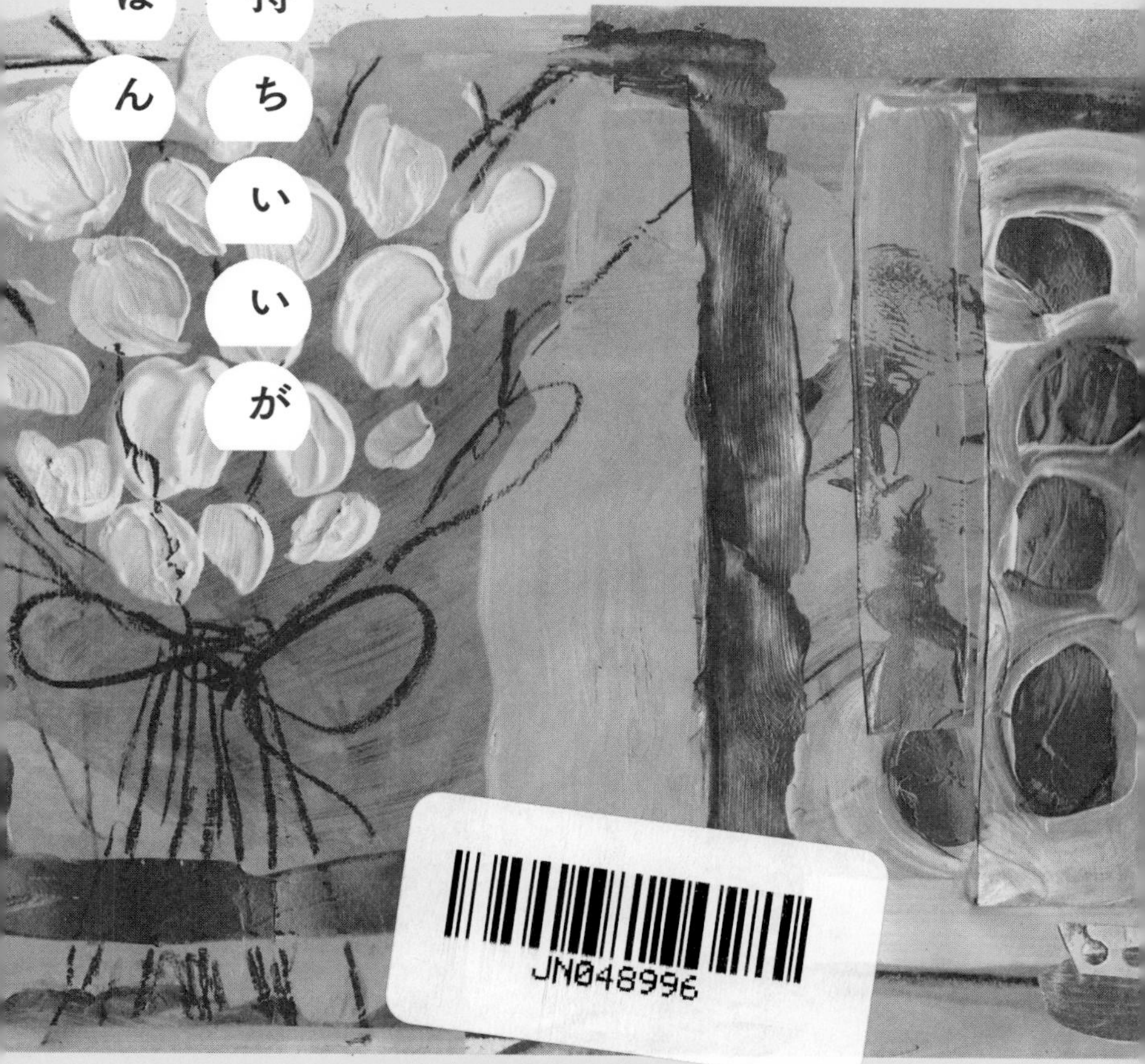

福本敦子　森田敦子

光文社

イントロダクション

38歳のとき、ひとつの恋愛の終わり、仕事での転機、母の病、家族の気持ちの揺らぎ、親しい友人が母になるなど、自分と周りの大切な人たちに変化が一気にやってきました。それは否が応にも「女性であることそのもの」「心地よさの本質」「なにを大切に、どう生きたいか」を今まで以上に考えるきっかけになりました。そういう機会が来ているならとことん納得いくまで向き合ってみよう。そしてせっかく考えるなら、誰かと一緒に話してみたい。完璧な正解じゃなくても、なにかヒントや方向性が見つかるかもしれない、という希望の思いからこの本は生まれています。

希望の思い、と言っても母の病気が発端なので、ある意味絶望というか心が揺るがされたところから始まるのですが、外からのショックを受けないと普段は開かない自分の大切な部分が、「今向き合ってみようよ！」「今タイミングが来てるよ」とサインを出してくれていたのかもしれません。

私は美容コラムニストという肩書きで独立してから丸4年間、とりあえず目の前のことに必死で飛び込むフェーズが終わり、ひとつ完成の形を迎えたような気がしていました。同時に、自分一人でできることに限界も感じていました。一人ではできないことも、誰かと一緒ならなにか気づきがあるかもしれない。話すことで、自分の見たくなかったものや恐れていたこともはっきりするかもしれないし、その話が誰かの役に立つかもしれない。そんな淡い希望とチャレンジの気持ちで企画書を作りました。

誰と話をしようか……。最初に思いついたのが植物療法士の森田敦子《もりたあつこ》さんです。森田先生は私にとって、天女とお不動様が一緒になったような人。見た目のやわらかさや美しさと同じくらい、心の中にパワーと包容力を秘めた、とてもかっこいい女性です。同じ名前のご縁なのか、なぜか人生の大変な局面でお世話になることが多い人生の先輩でもあります。

私では知識や経験の足りないこと、本のテーマでもある女性として気持ちよく歳を重ねること、介護等ケアのこと、そして人生について。女性として、一人の人間として幅広くご経験された森田先生と私が共に語ることで、幅広い年代や状況の方とこのテーマについて一緒に考えられるのではないかと思いました。

この本のテーマは〝生きること〟です。

人間として生きること、また自分の〝性〟を持って生きるということ。

どちらも大切に考えたいことだけれど、そこに「気持ちいい」ということを基本に考えてみたらどうなるのだろう。生理・出産・更年期など女性の身体に起こることや、睡眠や歳を重ねることなど毎日の生活の中の気持ちよさを大切にして考える人が増えたら、自分の未来に対する気持ちや、世の中の全体的なムードにも明るさや希望が増えるのではないか、と思いました。

この一冊ですべての問題が明るくクリアになるわけでもないし、人生の中で辛《つら》いことが起こっているときには「気持ちいいがきほん」なんて忘れてしまうかもしれません。でもそういうときこそたまにこの本に帰ってきてほしい。自分にとって大切なことや心地よさを、生きる上で大切にしていいんだ、と思い出してほしいのです。

この本は私がその時々に書いていたエッセイと、森田先生との対談でできています。対談部分は実際に森田先生とお話をした時系列順に並べ、それぞれのテーマが伝わるように、対談内容に合うエッセイを集めてひとつの章としました。

では、森田先生と、本を読んでくださっているみなさんと一緒に考え、お話しできるのを楽しみにしています。

CONTENTS

イントロダクション 2

I. 母のこと、ほんとうのこと

お母さん、絶対大丈夫じゃない 12
どっぷり浸かってみるの by 森田先生 18
対談1 「お母さんが帰ってきたときが勝負だよ」 2022年 10月4日 @森田先生オフィス 22

II. 美しいもの、尊ぶこと

美の原体験 34
マブイ（魂）は聞いている 40
対談2 「自分のことをどう扱うか、人からどう扱われるか」 2022年 11月16日 @森田先生オフィス 44

尊ぶことと敬うこと 68
赤ちゃんは原点です 72

III. わたしは女性、そして家族

対談3 「生み出す性って激しいんだよ」 2022年11月21日 @森田先生自宅 78
ホルモンはすごい 106

IV. 気持ちいいがきほん

親愛なる近藤先生 112
対談4 「性ってこころを生かしてつなぐこと」 2022年12月22日 @森田先生自宅 116
お父さんの姿 148
わたしのアイデンティティ・クライシス 156
おわりに 森田敦子 166

福本敦子

（ふくもと あつこ）


美容コラムニスト。

コスメキッチンに14年勤務後、独立。独自の感性と切り口でオーガニックコスメを紹介する「#敦子スメ」は、「読んだ瞬間試したくなる」と大反響を呼ぶ。近年はコラボコスメのプロデュースや、podcastのパーソナリティなど活動は多岐にわたる。

著書に『今より全部良くなりたい　運まで良くするオーガニック美容本 by敦子スメ』（光文社）、『今から、これから。好きを感じる美容と生活』（幻冬舎）、『気持ちが上がればそれでいい　12星座と星占いby敦子スメ』（CCCメディアハウス）。

Instagram @uoza_26

森田敦子

（もりた あつこ）

株式会社サンルイ・インターナッショナル／Waphyto代表。

大学入学を機に上京し、在学中には中国への交換留学を経験。卒業後は航空会社で客室乗務員の仕事に就くも、気管支疾患を発症する。その治療として植物療法に出会い、本場のフランスで学ぶため退職し渡仏。フランス国立パリ13大学で植物薬理学を学ぶ。2022年には、ELLE誌が選ぶ「世界を変える女性100人」に選出された。著書に『潤うからだ』（ワニブックス）、『枯れないからだ』（河出書房新社）など。
Instagram @atsuko1705

I.

母のこと、ほんとうのこと

お母さん、絶対大丈夫じゃない

母のことでずっと元気がなかった。母が一人で入院していることに、残された時間が少ないのに会えないことに、なんだかとても悪いことが起きているように感じていたし、自分の人生の活動をしたくても身が入らなかった。暗さの中に潜っていて仕事にも積極的になれなかったし、人前に出ることが自分の波長にマッチしていないように思えた。自分のそういうムードも外に漏れ出ているような気すらした。

自分は健康なのに、実の母とはいえ他の人のことでエネルギーが出ない自分に対して、プロとしてこれでいいのかなという迷いもあった。弱さを受け容れられない、厳しさに見えるまた別の弱さだ。このとき私は、主人公が「自分」になっていたのかなと思う。ストレスで視野が狭くなっていたのかもしれない。

この気持ちにどう向き合っていいのかわからず、ただ哀しみの海に浸るように心にもやがかかった日々を過ごしていた。感受性の強い自分の性格が、悪い方に出ている時期だった気がする。よく泣いていたし、あまり人に会う気にもなれなかった。

そんな中、久しぶりに母と電話がつながった。いつもコールの音を鳴らしても、母は電話に気がいかないほどに体力が弱り、タイミングのいいときにしか出られなくなっていた。コロナの規制で入院中なのに会えない、なにかしてあげたいけどできない、かといって、そのことから完全に離れられない。そんなグレーな状況で溜まっていたストレスや感情が、母の声を聞けた安心感とともにすべて爆発した。

泣きながら「お母さん、会いたい」と言うと、母は「どうしたのよ」と笑いながらいつもの調子で言い、「大丈夫よ」「お母さんは元気だから大丈夫よ」といつもの声で言ってきた。先週、水を飲むのも辛くなったと聞いてたのに、どこが元気で大丈夫なんだろう。もしかして、元気の意味がわからなくなっちゃったのかな。

「お母さんはね、明日退院するのよ」と、宙を見つめるようなか細い声で母は言ってきた。ちなみに明日退院の予定はない。でも「そうなんだ、よかったね。じゃあ待ってるからね」と返事をした。ここまできて私は、これはほんとうに元気かどうかの会話ではなくて、母の、私への愛し方なんだなと気がついた。病気がわかった最初の方からずっと、私が動揺するといつも「大丈夫よ」と　どんな姿になっても母は言ってきた。

やめてよ、今絶対に自分の方が体力があって大丈夫なのに、私は弱った母から包まれてしまっている。母という存在に丸ごと包まれているのがわかって、ただ今の状況を受け取ることしかできなかった。体が元気とかお金が稼げるとか、そういうことでは補えない心の強さを感じた。

それで小さい頃、初めて迷子になったときのことを思い出した。どこかの駅の入り口で、気がつくと母がいない。どこに行ったんだろう。取り囲む状況すべてが怖くなって、キョロキョロしながら母を探した。見つからない焦りと不安が身体に広がっていく感覚は、今でもなんとなく思い出せる。多分私の人生で、「一人で不安になる」ということを初めて体験したのはこのときだったと思う。私はどうしていいかわからなくなって「おかあさ～ん」と叫びながら泣いた。母には私のことが見えていたらしく、こっちに歩いてきて「なーに、泣いてんの、大丈夫よ」と言って手をつないだ。なんだよ、このときの状況と今、まったく同じだ。

迷子になったときの自分の気持ちは、もうすぐ母親がいなくなりそうだという状況に戸惑っている今の私と同じで、「大丈夫よ」と声をかけてくる母との関係もこのときと全然変わっていない。自分で仕事をして、自立して生活して、それなりに大人になったつもりだったけど、自分はただの子供じゃん。母の大きさを目の前にして本当にそう思った。

最近は痩せて小さくなった母の姿を見ることが多かったけれど、目に見えない部分の彼女はもっと大きく、そこにずっとある海のように感じた。病だとか歳だとかそんなの全然関係ない。本当の人の大きさってこういうことを言うんだ。

少し時間が経って思う。私はこのときの「大丈夫よ」にその後の人生を支えられることになる。その人が最期に遺してくれたものに、これからずっと支えられることになる。

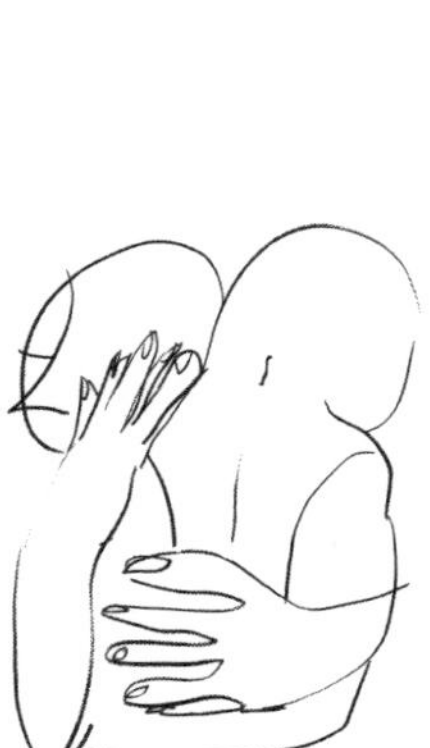

どっぷり浸かってみるの by 森田先生

母がもう長くはないとわかってからも、コロナによる規制で入院中に面会することがままならなかった。自分にとって大きな存在の人の生命の最終局面でなにもすることができず、残された時間を無駄にしているような感覚になったり、ただ生命をつないだ状態で家族にも会えず病院にいる母を想ってどうにもこうにも辛い気持ちになったりした。突然涙が溢れてきたり、感情が揺れる時期を過ごした。こういう日々は初めてだった。

不安定な気持ちのまま仕事をしていたある日、打ち合わせでカフェに現れた編集の岩谷さんの姿を見て、なんだかどっと安心してつい泣いてしまった。頭のどこかで、私はいい大人だけれど、こういうときに変にフタをせずに感情を出せる相手がいて幸せだなと思った。自分でも泣いている自分の状態が不安になり「私は今変になってますか？」と聞いたら、岩谷さんは間髪入れず、大きく太い声で「普通です」と言ってくれた。「悲しいんですよ～」と話していると森田先生がやってきた。

自分の生活にまで哀しみや暗さがなんとなく侵食してしまっていること、かといって母に会うことはできないことから気づかないうちにじわじわダメージを受けていて、それだけどやっぱりどうしていいかはわからない。父が毎日辛そうで、それも悲しく思っていた。

目の前で起こる現実と自分の気持ち、その両方ともをコントロールできないことに心のどこかで抵抗していた私は、母に会えるまでは「お母さんのことはお母さんのこと、自分のことは自分のこと、って分けて考えて、生活した方がいいのかなと思っています」と2人に話した。

そうすると森田先生は私の手を握って優しく、でもまっすぐに言った。

「違うよ、あっちゃん。こういうときはね、どっぷり浸かってみるの。そうしたら人間のほんとうのことがわかるよ」

状況に抵抗している私の心の緊張に、感情に背を向けようとしている弱った自分に、森田先生の言葉が、温泉のあたたかいお湯のようにじわっと入ってきて、自分を〝今〟に引き戻してくれた。この状況も感情も、今しか感じられないものかもしれない。正直、どっぷり浸かるのは気持ちがすくんだ。でも、この言葉は弱っていた私に、肚を決めさせてくれた。時間が経つごとにじわじわと、自分の大切な部分に響いてくる感覚だった。

こういうときの森田先生はとても強い。強くて、やわらかくて、本当のことを言ってくれる。昔から本当にそうだ。神様のおかげなのか、くじけそうなときにいつも森田先生は言葉を運んできてくれる。人生は不思議で、なにか〝番〟のよ

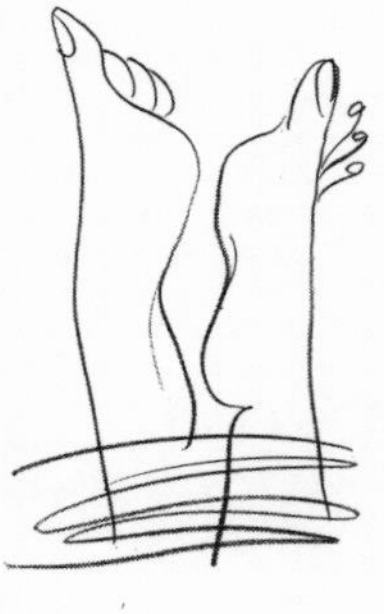

うに、大事なときには言葉を運ぶ〝風〟のような人がいると思う。自分がその風になったり、ときには誰かからその風を運ばれたりするものなのだと思う。そして森田先生の言っていた〝人間のほんとうのこと〟を、このあとの私は知ることになる。

#「お母さんが帰ってきたときが勝負だよ」

2022年 10月4日
@森田先生オフィス

最高の終わり方

福本敦子：あのとき「あっちゃんどっぷり浸かってみるの」って言ってくれましたよね。すごく感情的になっているタイミングだったから細かいことを覚えているわけではないんですけど、その言葉がすごく残ってて。「お母さんが家に帰ってきたときが勝負だよ」って言われたことも、実際にそうなったときに蘇《よみがえ》ってきて。よし！　今が大切なときなんだ、本気出すぞ！　みたいな。心の準備ができました。

森田敦子：そうだったんだね。亡くなったって昨日聞いて心配してたけど、今日顔を見たら、なんかこう、ちゃんとひとつの区切りをつけられたんだなっていう感じがしたもん。それが終わってなくて、「森田先生と約束してるし、キャンセルするのは申し訳ないし……」って感じだったらこんな顔で来られないもんね。

福本：毎日お祈りしてたんですよ。絶対にお母さんに会えますようにって。それしかできなかったので。お母さんが苦しい思いをしてるのにケアしてあげられない、なにもできなくて。それが悲しかったんですけど、今はもう苦しんでないから。寂しいけどスッキリはしてるんですよ。

森田：それは奇跡なのよ。お家に帰ることができて、2日一緒に過ごすことができるっていうのは最高の終わり方よ。2カ月いてごらん？　逆にお父さんが参っちゃうよ？

福本：そうそう、そう思う。その2日間はすっごくいい時間で、スキンケアもしてあげられたし、産毛もきれいにして、「お母さん、今日誰々が来るからキレイにするからね」みたいな。

森田：うれしいよね。

福本：で、お父さんがバタバタとお母さんの手を拭《ふ》いたりして。だけど焦ってワサワサやるから「ちょっと！　優しくやって」って私に怒られたりして（笑）。

森田：へー、そんな時間だったんだね。

福本：そう、本当にあのときの森田先生の言葉のおかげです。

森田：あとね、きっと驚くよ。四十九日が終わるでしょう。そうしたらありありとわかるよ。

福本：え、なにがですか？

森田：ちゃんとフッて、お母さんが助けに来る。それがありありとわかる。そんなしょっちゅうじゃないけど。生を受けるっていうことにはきっと大きな意味があって。

あっちゃんみたいにストレートに表現をしていると、きっといろんな思いをするよね。苦しい思いもするし、辛い思いもするし、切ない思いもすれば気持ちいい思いもする。そうやって自分なりの光を作り上げていくと思うけれど、大変なときにきっと降りてきてくれて見守ってくれる。そうすると「まだやめられないな」って思って歩いていくんだよ。

福本：へぇ。そうなのかなぁ。

森田：お母さんとしても「一緒にいられてよかった」とか、あっちゃんからしても「この人の子供に生まれてよかった」とか、そういうのって最後の最後なのかもしれないけれど、そこがひとつのあがりなんじゃないかって思うの。体を持って生きるというときのあがり。だから亡くなったんだけれど、もしかしたらおめでとうなんじゃないかって、思うんだよね。

福本：本当にそう思う。

森田：体は燃やさなきゃいけないから、骨だけが残る。だけど、フッて逝ったときに心もなにもかも多分、そこで終わりなんだよね。終わりなんだけどその人の光みたいなものが残って、応援するよって、あなたのままでいいんだよって助けてくれるんだと思う。私は父を亡くしたときにそういうことを感じて、自分の中でエンジンがかかったんだよね、グイッて。

福本：私も最後にお母さんのファイトを見たから。

森田：うん、ファイトだよね。

親からもらった、自分の内側にあるものを燃やしたい

福本：私はお母さんにとって娘だから、自分の中に常にいるというか。体をもらったこととか、女性として生まれたこととか、あとは美しいものが好きとか。自分を労わることって気持ちがいいよねっていう感性もそうだけど、そういうものをお母

さんからもらったなと思う。だからそれを燃やしたいんですよ、自分としては。だからこの本を森田先生と作りたいって思ったんですけど。

森田：ほんとだね。

福本：だけどお父さんは寂しさがあとからたくさん出てきているみたい。

森田：なんかわかる気がする。

福本：父は介護もずっと一生懸命で。お互い気持ちが不安定になって、私とぶつかることもたくさんあったんですけど。

森田：わかるわかる、だけど誰でもそうだよ。

福本：亡くなる数日前の夜に、妹と急にリビングに呼ばれて、すごい暗い顔で「実はな、お母さんもう長くないと思うんだ」って。私と妹はポカンとして「知ってるよ、だから帰ってきてるんじゃん」みたいなこととかもあって。お父さんは共感してもらえなくて、ウチの娘はなんでこんなに強いんだって呟《つぶや》いてた（笑）。実際にお母さんが亡くなったときも、私と妹は「お母さんかっこよかったね」っていう感じで心の準備が一応できてたんですけど、お父さんは「眠れない」って夜中に暗い顔で起きてきたりして。

森田：すがりついてるでしょ……。でもね、私子供を産んでわかったんだけど、男の子は優しいよ。ウチの息子は女子大付属の小学校に通ったんだけど、そこはクラスに32人いたら男の子は8人とかで。女子はほとんどの子がそのまま付属の中学校に行くんだけど、男の子は中学校受験をしなきゃいけなくて、そうしたらウチの子以外大部分は男子校に行ったよ（笑）。きっと女の人に触れてもう懲《こ》り懲《ご》りだと思ったんじゃないかな（笑）。

気持ちの区切り、時ぐすり

福本：森田さんのお父さまが亡くなったときのお話も印象的でした。

森田：ウチの父のときはね、いつもの仲間と麻雀をやってて「勝った勝った」って。そしたら笑顔で倒れてそのまま。一緒に麻雀をしていた方々は癌を患ってたりしているんだけど、今も元気でね。父は持病もなかったんだけど。

福本：それはすごく素敵ですよね。お母さんも最期はみんなに囲まれてケアをしてもらって、いい香りだねって優しい顔になって、お父さんの愛も受けて。いろいろな愛情を受けながら亡くなっていく様を見ていて、今はすごくよかったなって思うんです。

森田：うん。

福本：「勝ったぞ！」って言って亡くなるのもかっこいいですね。

森田：でも家族はポカーンってなったけど（笑）。本当だったら2、3日心の整理をする時間くらいは欲しいよね。だから亡くなってすぐのときは、ちょっとした父のなにかに触れるだけでぽたぽたぽたと涙が出てくるとか。それからやっぱり食べられないんだよね。なにかがあるわけではなくて、なんとなく食べられない日々が続いて、もちろん仕事もあるからそれはしっかりやるんだけれど、やっぱり通常とは違うな、っていうのが続いたんだよね。それでまだ一周忌も迎えてないんだけど、「時ぐすり」ってあるなと思った。2021年の11月に父は亡くなったんだけど、初盆を迎える頃には少しフッて抜ける感覚があったりとか。だから四十九日とか一周忌とか初盆とか、そういうセレモニーには送る側を癒す意味もあると思うんだよね。

福本：たしかに。私はお葬式の意味をそこまで深くわかってなかったけど、お父さんはお葬式までが一番不安定だったかもしれない。終わってから段階を踏んで少しずつ落ち着いていったかも。

森田：だから考えてみると、ひとつひとつ段階があって、落ち着いていくように、ちゃんと設計されているんだよね。悲しいことも忘却させてくれる作用が時間にはあって。今10月だけど私10月8日生まれでね、父の当時の手帳を見ると可愛い子だとか、まん丸だとか書いてあって、「お父さんが20代、30代のときにこんなふうに書いてくれてたんだな」って。それを読んだときに、自分の中で誕生日の持つ意味が変わって、周りの人にワーッと華やかにお祝いしていただくのもありがたいんだけど、誕生日っていうものが生と死と強く結びついて意味合いがね……。10月に私の誕生日が来て、来月は一周忌。だからなんていうか、自分の中の。

福本：区切り？

森田：うん、区切りかなって。この一周忌を境に、「お父さん見といて。私、本気でやるから」って。

福本：そうですね。私の場合は、森田先生にどこが勝負なのか聞いてたから。「お母さんが帰ってきたときだよ」って。

森田：うんうん。

福本：だからそこにフォーカスすることができたので。それはすごくよかったなって思ってるんです。

II.

美しいもの、尊ぶこと

美の原体験

私の美の原体験は母。物心がつき始めた頃、幼稚園にお迎えに来た母を見た友達に「敦子ちゃんのお母さん、きれいだね」と言われて、子供ながらに心がパアッとなったのを覚えている。子供だから言葉の「意味」より「感覚」で捉えていて、きれい＝うれしい、と思った記憶がある。その言葉を私は、姿形のきれい、という意味よりも「なんとなく全体の雰囲気がきれい」と言われたと感じた。

今思えば、「洋服や花が好きな母の、美しいものを愛《め》でる気持ちや感じる心がきれい」と私も感じていたんだと思う。母はファッションや美容の仕事をしていた女性ではなかったけれど、明らかにきれいなものが好きな女性だった。陶器や化粧品やお菓子など、美しいものを生活に求めていて、私は彼女と過ごすことで自分もそういうものに触れる喜びを知り、自分にもその感性がガッツリと受け継がれている。美について母とストレートに語ったことはないけれど「料理は最初に目で食べるのよ」「美味しいと感じるところまでがちょうどいい量だよ」など、彼女の美意識の欠片《かけら》が会話に散りばめられていたし、私はそれを聞くのが好きだった。

母の病気が重くなってきたとき、会う度に辛そうだけれど「パジャマとカーディガンの色の組み合わせがいい感じだな」とか、自分で歩けなくなっても「病院に行くときはちゃんとおしゃれをして行くんだなぁ」とか、今起こっている悲しいこととは別に、母の中にまだ美意識の光が消えていないかを確認して、私自身が安心していたような気がする。

だんだんと母の命の燈《ともしび》が小さくなっていくのを感じながらも、自分が最も強く受け継いだと思っている感性が母の中に残っている、と知ることで、もうすぐいなくなりそうな母との繋《つな》がりを確信したかったのだと思う。

いよいよ母が自分で歩けなくなったある日、久しぶりに会う母は髪がボサボサになっていて、足の爪は少しガタつき、毎日お風呂に入れないことなど病気そのものに加えた「ちょっとした不快なこと」が重なって、本人も気づかないうちにエネルギーが少し下がっているように感じた。私は「このままじゃいけない」という気がして急いで足湯の準備をし、お湯に精油を垂らしてタオルを搾《しぼ》り、母の首元にあたたかいタオルをあてた。

そのとき、一瞬ホッとしたような表情になって「気持ちいいわ」と呟いた母の声が今も忘れられない。今欲しているのは、本当はこういうことなんじゃないか？　大きな病気はすぐ治らないかもしれないけど、こんなにちょっとしたことで一瞬でも苦しみから解放されて心地よくなれるのなら、香りや温度で自分を気持ちよくすることは、ものすごく可能性があるのではないか？　心の奥でそう感じた。

もし、病気になることも人生の一部だとしたら、問題は病気そのものよりも、そうなったときにどんな過ごし方や在り方をしているかも同じくらい大切なのではないか？　過ごし方、在り方がその人の存在や、尊厳を肯定することに繋がるのではないかな……。とも。

美意識と、それがあるうれしさを私に教えてくれた母からそれが失われそうになっていることにショックを受けた分、「そういうことを絶対に大切にしたいし、してあげたい」という底力のような怒りにも似た思いが自分の中に走った。

美しさや気持ちよさを失うことは私にとって自分を失うこと、それは絶対に嫌、と一瞬で感じたのかなと今は思う。母がどう感じていたのかは本当にはわからないけれど、私はそのとき母に、自分自身を投影したのかもしれない。

私は、このショックを通して自分にとって大切にしたいことに出会い直したんだと思う。自分のルーツを思い出す、それに気づかせてくれたのが、母がいなくなるまでのこのプロセスだった、という背景は、愛があることだし幸運だと思う。

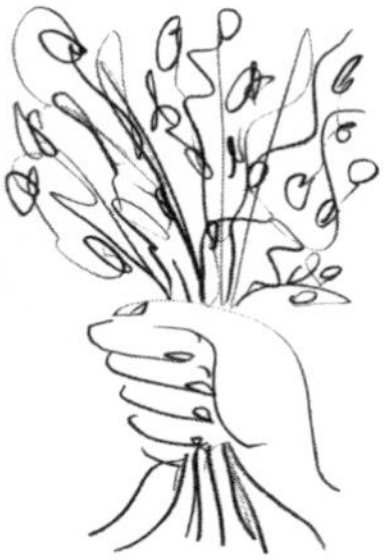

マブイ（魂）は聞いている

友達を訪ねて行った沖縄で、不思議なものが好きな私はユタのお母さんに会うことになった。ユタとは、沖縄のシャーマンのような人たちだ。なにを観てもらおう……。決めていなかったけど、自分の運勢だけでいい？　と聞かれたのでとっさに母のことを思い出して、「お母さんが身体の調子が悪いので、全部をよくすることは難しいかもしれないけど、どうしたら気分だけでもよく過ごせるか教えてください」と聞いてみた。

ユタのお母さんは目をキョロキョロさせながら、「マブイ（魂）ってわかる？お母さんはマブイが少し抜けてるね～。今は寝たきりかもしれないけど、いい香りとか、きれいな景色とかそういうものを見せてあげて。そうしたら目がパーッ

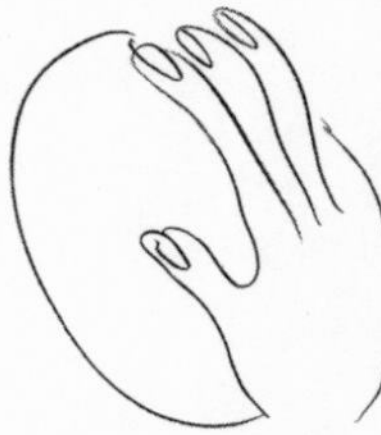

と輝くから。みんな寝たきりだからわからないと言うかもしれないけどそんなことない。寝たきりでもマブイは生きてる限り、頭の上のあたりにあって、ちゃんと聞いてるよ。お母さんが若いときに聴いていた音楽とかそういう楽しくなるものを流してあげるといいよ。楽しいと生きたい気持ちも戻ってくるからね～。とにかく楽しさをプラスしてあげて、お母さんが満足して、私は愛された～と思えていたら、向こうの世界に行くときにも楽だよ」

マブイ……。病院では言ってくれなさそうで、かつ沖縄らしいアドバイス！　病気を治すだけじゃなくて生きたいと思える楽しみを増やすことや、いい香りで気分を上げることもやっぱり大事だよな……と思い、「気持ちいいがきほん」をテーマにしたこの本を作りたいという気持ちも増した。

目に見える身体だけではなくて、見えない部分も大切にする沖縄の人の伝統や精神性を素敵だなと思ったし、ユタのお母さんの言った「身体は寝たきりでもマブイは聞いてるよ」の一言が耳に強く残った。そういう気持ちで物事に接することができたら、見えるものの幅も、広さも変わってくるんじゃないだろうか。

続けてお母さんは言った。「あんた霊力強いさぁ。自然にもっと触れるといいよ。そんでね、男は家で料理をしてくれる人がいいね。舌も肥えちゃっているからね〜。なんかそれだと平等になるんだよね。それだとうまくいくよ」というアドバイスもくれた。どうして私がご飯を作ってくれる男の人に魅力を感じることを、この可愛らしいユタのお母さんは知っているのだろう。さすがユタ、さすが沖縄だ。

そういえば、療養中の母とフジコ・ヘミングのピアノを聴いたり、一緒にドラマを観たりしているときに部屋の空気が少し明るくなって私も楽しかった記憶がある。宙を見ている時間が増えた母に、「モビールでも吊るす？」と聞いてみたら「いいかもね」と言っていた。早速ネットでポチる準備をしたのであった。

「自分のことをどう扱うか、人からどう扱われるか」

2022年 11月16日
@森田先生オフィス

介護をされるときも大切にしたい自尊心

福本：この本のタイトル、「気持ちいいがきほん」がいいかなぁと思っていて、そもそも本を出したい、森田先生と話したい、と思ったきっかけをお話ししてもいいですか？

森田：うんうん。

福本：コロナ禍で母の入院生活が長くなって思うように会えなかったんですけど、久しぶりに会えることになって。その頃はもう黄疸《おうだん》が出ていたときだったんですけど、いつも身綺麗にしていて「美人だね」って褒められていた母が、髪はボサボサ、爪はガジガジになっていて。とにかく治療だけを頑張っている時期だったんです。そんなお母さんを見たときに、病気のケアももちろん大切だけど髪を梳《と》かすとか、気分が軽くなるような香りをそばに置くとか、できるだけ気持ちよくいてもらうことも大切なはずだよなっていう疑問やショックみたいなものがあって。そんなときに森田先生の『枯れないからだ』を思い出して、「あれ、自分が大切に思うことが全部書いてある」って。今目の前にいるお母さんには十分間に合わせることができなかったけど、これからを生きる私たちはそういう心構えや精神性を持つのにまだ間に合うんじゃないかって。お母さんが死に向かっているのを見て、じゃあ私はどういうふうに生きたいか、っていうことも考えたし、それで森田先生と話したいなって思ったんです。

森田：そうだったんだね。

福本：誰でも歳を重ねるし、いつかはケアされる立場になるだろうから。だけどそうなっても自尊心とか尊厳とか、目には見えないけど大切なことを話したい気持ちになりました。

森田：そうだね。これまで私も自分の活動を通して高齢者の方々を何千人も見てきたけれど、自分のことを「役に立たない物体だ」と思ってしまうのは切ないし、悲しいし、辛いよね。それに痛い、苦しいってなってくると自己防衛本能でボケるしかなくなってくる。

福本：たしかに病院に入ってからは表情も以前とは変わっていたし、焦点が合わなくなってきたりもしていて。口の中とか細かいケアはどうかなとか、どんな環境なのか様子もわからなくて、それは歯痒《はがゆ》かったですね。森田先生はたくさんの人、たくさんのパターンを見てきていると思うんですけど、結局「自尊心」ってなんだと思いますか？

森田：本来は生きているってことだけで丸ごと、それだけでいいわけでしょ？　だけどその尊厳を自分の中に守れなくなるんだよね。あぁ、家族に厄介者だと思われてるかな、とか。若くて元気な人だって「あ、私今このグループで厄介者かも」って思ったら落ちるでしょ。それがもう元気もなくて、お礼も満足に言えなくて、相手になにかをしてあげることもできないとしたら、やっぱり生きているだけでいい、とは思えなくなってきちゃうんだよね。だから入院が長くなったり、介護生活が長くなったときに自尊心を保ち続けられる人は少ないかもしれない。

福本：うん、そう考えると、お母さんはギリギリまでパジャマをちゃんとコーディネートしていて。そこにそういうものは感じたかも。

森田：そう、だからそれって大事だったんだよね。大事だったんだ。

福本：オシャレするってすごく大事ですよね。今思えば自分の在り方へのプライドとしても守っていた部分だったんだろうなって。

森田：目の焦点が合わなくなったり、意識も飛んだり、もう自分で自分を管理できなくなってきても守ろうとするプライドがあるんだよね。一方では、そのプライドを守るために、一刻も早く逝きたいと思ったり。だけど家族の寂しい、悲しい顔を見たら「元気になるからね」って言ってみたりね。だから思いはさまざまなんだよね。

介護のリアルを見つめてみて……

福本： 今の話で思い出したんですけど、お父さんがお母さんを最後に看取《みと》るとき、だんだん息をしなくなってきて、それで最後に「いろいろ迷惑かけたけど、結婚して幸せだったか？」って聞いたんですって。

森田： それを聞いたんだ？　偉いね、お父さんも偉い。病院や施設などの現場にいると、そんなに恵まれた人ばっかりじゃないんだよね。介護やケアをね、数カ月ならできるのよ。だけどね、それを5年、10年ってやる人も当然いるわけ。

福本： そうですよね。

森田：そうするとね、どこかで大変で苦しいから早く逝ってもらえた方が楽って思っちゃう。そうなると今度は自分を責めることになってしまう。自分はなんて人間なんだって思う。そしてそのあとには、介護されている方、寝ている方も家族に対して本当に申し訳ないと思うようになる。だから本来は家族だけがやることじゃなくて、プロの手を借りながらできるシステムになるべきだと思うんだけどね……。そうやって介護する側とされる側がどこか申し訳ないと思いながらだと、身体のケアも十分ではなくなってきたりするし、そうなると自尊心とか尊厳っていうのはどうしても下がりやすくはなるんだよね。

福本：うんうん。お母さんも最期は訪問看護師さんにやり方を教えてもらって、顔や手足を全部キレイにしてから亡くなったので、なんだかわかる気がします。

森田：特に見えてる部分はそうだよね。

福本：もう人に会っても大丈夫だからねって伝えてから亡くなってるし、キレイにしておいてよかったとお葬式のときに本当に思いました。そういうケアみたいなことで保てる気持ちの部分だったり、すごさ、パワーみたいなものがもしかしたら一般的にはそこまで伝えられていないのかも？　とも感じました。

森田：そう、私は今高齢者医療の現場に携わって、きっとこれから私の主力はここになると思うんだけど、親のケアは他人に任せた方がいいんだよ、絶対に。家族が潰れちゃうから。例えば膣周りだったりおむつのケアをするときってね、絶対子供に見せないのよ。だけど見せないと子供はわからないから。どんなにグチャグチャだったかとか、大変だったかっていうのを親は子供に見せないんだよね。だからスペシャリストがやった方が圧倒的に楽なの。例えば高齢のご夫婦でね、夫が妻の面倒を見るとか、その逆でも、痛かったり、なんか違うと思っても申し訳なくて言えないんだよね。

福本：あ、それはすごく思いました。

森田：あ、思った？

福本：おむつを替えてるところは私見てないんですけど、お母さんのよだれを拭くことにしても家族も当事者だからそもそも動揺してるし、疲れているし、慣れてもいない。優しく拭くみたいなことまで気が回らなかったり。

森田：そうそう。

福本：ソフトタッチじゃないっていうか。

森田：それを専門的に学んできた看護師・介護士の方にお任せできたらどれだけ楽か。在宅介護になってみんな辛いのはさ、家族でやっていると介護される側は「ありがとう」って言うしかないんだよね。苦しくてどれだけボロボロでも、いいことを言わないとって思うのね。だからできるならば家族がやらない方がいい。そのためにも全国にケアワーカーを配置できるように、それを仕組み化できるようにいろいろと動いているところ。

福本：それはすごく思います。

森田：強い思いがあるんだよね。

福本：私は、いつもオシャレだったお母さんが病でどんどんボサボサになっていく姿を見てるから。

森田：うんうん。

福本：仕方ない反面、守りたいというか。自分のことをどう扱うか、人からどう扱われるかって、すごくその人のアイデンティティに関わるじゃないですか。

森田：そうだよね。

福本：母の経験でまさにそのときに気づいたことだったけれど、いつかは誰もが直面する問題だし、だからこそそうなる前に日頃から「気持ちいい」っていう状態に自分がいることの大切さを伝えておきたいって思って。それで森田先生とお話ししたいなって思ったんです。

森田：たしかにあっちゃんのファンの人たちはまだ知らなくていい年代かもしれないけれど、これからはね。

福本：ぶち当たる。

森田：知っておかないとね。まったく知らない状況でさ、雑誌によく「母親の老後のサポートをするのにこれだけのお金がなきゃいけない」なんて書いてあるじゃない。そんなに怖がらせるんじゃないよって思うんだけどさ。細かい話は別の機会にするけど、本当は30代から知っておかないと、40代には親のどっちかは倒れるからね。

福本：私はお母さんの最期の方の姿を見て、生き方をもっと考えるようになったし。

森田：そうだよね。でもまだそういう経験をしていない人が、あっちゃんのこの本を読んでね、気の持ちようはこうなんだよっていうことを知ることができたらとても意味があるよね。

福本：私はその経験を通して「気持ちいいがきほん」っていうタイトルにしたくなったんです。悲しいこともいろいろ見たからこそ、本当に大切なのはこれだよって自分にも再定義したくなって。

森田：そうだね。だから今こそチェンジなんだよ。今までの古い「こうでなければいけない」とか、苦しいこととかをできるだけないようにして、チェンジしていかないと。

昭和の勝ち組、負け組。そしてリベンジ

福本：森田先生が私のポッドキャストにゲストで出てくださったとき、CA時代に病気やストレスで髪の毛が抜けちゃった話をしてくれたじゃないですか。それがきっ

かけでフランスに行って、快復してご自身を取り戻していったのも、実は「尊厳」と関係があるんじゃないかな？　って、今聞いてて思うんですよね。

森田：そうだね、フランスに行く前の私はバブル真っ只中の東京から逃げたい気持ちしかなかったから。

福本：きっと尊厳が傷ついた瞬間でしたよね。

森田：うん、私の場合は自己免疫疾患だったのね。呼吸ができない、そこへステロイドを入れ続けるんだけど、副作用で髪の毛はもちろん、まつ毛、まゆ毛も抜けるし、毛という毛がなかった。ステロイドと気管支拡張剤の治療で職場復帰するんだけど、でもやっぱりそれはみんな「えっ？」ってビックリするような見た目だし。

福本：まだ完全には治ってない状態？

森田：ステロイドでなんとか誤魔化してるけど、その裏側の皮膚が赤黒いのはわかるから。本当は逃げ出したいんだけど、「私は平気なんだ、大丈夫なんだ」っていう顔をしている時点で自尊心は傷ついていたんだよね。寿退社があたり前の時代で、専業主婦にならないと子供を幼稚園に行かせることもできないような時代だからさ。

福本：たしかに。

森田：寿退社しか認められない、29歳で結婚していないなんて、売れ残ったクリスマスケーキって言われて。そこで病気で会社を休んだり辞めるなんて「終わった……」っていうかね。当時勝ち組、負け組って言葉があってさ。当然私なんて負け組よ。

福本：それは日本だけ？　フランスに行ったらどうでしたか？

森田：フランスに行ったら多民族国家だからそういうのは感じなかったかな。日本はみんなと同じじゃないと許されない、みたいな空気もあるしね。日本人、アジア人ということで差別されてるなって感じることもあったけど、それでもフェアだからね。勉強ができればいいわけじゃない。それでパリ13大学で植物薬理学を学ぶんだけど、日本では「子供は無理です。生理も戻りません」って言われたのに、そこで出会ったアルナール先生には「全部元に戻るわよ」って言われて。そこで教えられたのがホメオスタシス。ホメオスタシスって生体恒常性のことを言うんだけど、それって人間が意識しないところで身体を調整する機能のことなのね。それを支えるのは自律神経と免疫とホルモン。自律神経っていうのは、末梢神経から自律神経と体性神経に分かれて、自律神経は交感神経と副交感神経に分かれる。それがうまく働かずに自律神経失調症になると、眠れなくなったり、食べられなくなったり、鬱になったりしていく。そこがしっかり働いていないとホルモンに悪影響を及ぼしたりね。で、もう1個が免疫。食べるべきものが食べられないってなると、炭水化物が入らない、脂質も入らない、そうすると自由免疫と獲得免疫っていう2つある免疫ができにくくなってしまう。自律神経と免疫とホルモンが健康な身体のためのシステムなんだけど、この3つをきちんと働かせるために1日のリズムも決まるわけ。で、それを理解したら「全部元に戻るわよ」って先生は言ってたの。

福本：それでどうなったんですか？

森田：大学で勉強しながら、ホメオスタシスを整えるトレーニングをしたら、本当に生理が戻ってきて、髪の毛も生えてきて。そしたら先生が「アッコ、リベンジだから。70歳まで染めなくていいようにしてあげる」って。

福本：髪の毛、すごくツヤがあってきれいですよね。

森田：髪が戻り、生理が戻り、爪が戻り、まつ毛が戻り、全部戻って。挙げ句の果てに40代半ばで子供を自然に妊娠してね。

福本：リベンジしてますね（感嘆）。

森田：リベンジでしょ。私は細胞が戻るってことを長い年月をかけて実感したから、じゃあ本当に予防して、ケアをしていけば45〜55歳の間の……。

福本：更年期？

森田：プレ更年期、更年期に備えることができるよね。

不必要なことをサラッとかわす能力も大事

福本：気持ちの面もちょっと聞いてみたいです。髪の毛がなくなっちゃって、だけど生えてきて、今の森田先生の仕事にもつながる自分がやるべきこととの出会いもあって。その後妊娠もされて、どんな気持ちだったんですか？

森田：一番は、細胞って生まれ変わるんだ、っていう驚きかな。

福本：あ、そこなんですか？

森田：だって苦しかったから。でもなんで戻ったかって考えたときに、私にとって向こうの医学部の教師たちはすごくスピリチュアルだったわけ。

福本：どんな感じの？

森田：抱きしめてくれるようなね。あなたが持っているすべての受容体を開いて受け取ったらいいのよ、みたいな感じで。自分が持っているコップの中に、幸せなもの、いいものを入れ続けていれば、パッとコップの底が開いて相手に渡っていくようになるから。なにかしてあげなきゃとか考えなくても、あなたの受容体にいっぱいいっぱい素敵なものを入れていきなさいね、って。ものすごい愛情で包んでくれた人たちがたくさんいたから。

福本：だからそういう人たちの存在も、自分自身の尊厳と同じくらい大切なのかなって思って。

森田：大切なんだろうね。たまたま私にはそういう人たちがいたから。

福本：幸せを受け取れる受容体っていう言い方も面白いですよね。

森田：容れ物に近いと思うんだけど、幸せとかいいものを受け取る準備のことなのかもね。そのコップがいつもピカピカに磨かれていたら、ちゃんと作動して受け取ることができる。

福本：だとすると、ストレスがあるときはどうなるんですか？　森田先生がCAのときは、飲み会にも行きたくない、美容も嫌い……。

森田：ストレスがかかったとしても、バシッとは言えないと思うけどケセラセラ、なるようになるってことだと思うんだよね。

福本：余裕を持つ、みたいなこと？

森田：余裕じゃなくてね。自分にとって不必要なことをしなやかに、サラッとかわせる能力は大事だと思うの。みんな嫌われたくないと思いすぎるのよ。だから相手に同調したり、相手のいいようにしてあげようとしたりする。でもそれって無理をしてるし、人にどう思われたいだとか、悪く思われたくないとか、調和を重んじようとして本当に自分の内側から湧いてくることを大切にしないんだよね。気持ちいいことをしないわけよ。そうなると幸せを受け取る受容体もちゃんと作動しないし、なんでも我慢してる人がすごく多いのかなって思う。

福本：もったいないですよね。

森田：もったいないでしょ。だから私なんか気が合わないとか、あとで気が滅入っちゃうような人とは会わないし、違うなって思うお仕事は受けないもん。誰にどんな悪く言われようがね。一回生きるか死ぬかみたいな経験をしたからか、死生観が少し変わってね。12年間、作家の桐島洋子さんと一緒に暮らしたんだけど、彼女もケセラセラって。嘘をつかないから軽くなったしね。そうやって容れ物を磨いておくわけよ。

心は、嘘をつくときがある

福本：私、お母さんが亡くなったあと、初めて不正出血したんですよ。

森田：それは自分のお母さんが目の前でいろんな大変な思いをしていて、病院から出してあげたい、一方で早く楽にしてあげたい、だけどずっとお母さんにはいてほしい。たくさんの葛藤があって、気持ちが麻痺するくらいのことだよ。だからあっちゃんの自己防衛本能が働いて、ちょっと麻痺してたと思うの。やっぱり強いストレスがかかるとそうなるのよね。

福本：自分でも気がついてなかったんです。嫌なことって思ってなかったから。お葬式が終わったら血が出たんですよ。だから「あれ、なにかショックだった？」みたいな感じで。

森田：よく「気が張ってる」って言うでしょ。気が張り巡らされてて、そうしているときには身体も保てるんだけど、気が緩んだと同時に正常に戻ろうとする力が働くから、止めてたものが動き出しちゃったり、作動するってよく言うじゃん？

福本：友達にも聞いてみたら、結構不正出血は経験している人がいて。どんなときになったの？　って聞いたらやっぱりストレスがかかったときとか、恋人と別れたときとか。

森田：あっちゃんはどうやって回復していったの？

福本：思いっきり悲しむ時間を持ったり、一人で海外に行ったりとか、身体をチェックしてもらって漢方薬も飲みました。

森田：なにかこう、すごく落ちても、3カ月食べないってわけにもいかなくて、「あぁ、食べたい」とか「好きな場所に行きたい」とか、元に戻ろうとはするんだよね。すごくホッとする場所に行きたいとか、あの人の話を聞くと落ち着くとか。私たちはコーピングって呼ぶんだけど。

福本：コーピング？

森田：ストレスの元に対処する行動のことで、例えば自分がホッとできることを100個くらい書いてもらって。その中に「海外に行くこと」っていうのがあったときに、パッと海外に行くのが難しいとしたら、駒沢公園の木のところでのんびりお茶でもしてみようか、とか。自分が気に入ってることをやってみるっていうね。あっちゃんもそういうのをすごく求めたんじゃない？

福本：求めた求めた。

森田：それは内側から湧き出てくるものに、身体が従ったんだよね。私ね、心ってすごく嘘つきだと思ってて。例えば「今はこうしておいた方が相手にとっていいんじゃないか」とか、自分の内側から湧き出てくる幸せを無視して自分が我慢しちゃうとかあるでしょ？　とりあえず場を取り繕《つくろ》っちゃうとか。それであとから自分の内側が苦しむわけよ。

福本：それに気がついていない人も多いかもしれないですね。

森田：多い多い多い。だからね、心はわりと嘘をつく。身体の内側から湧き上がってくるものが本当だって思う。でも、みんなね、周りに迷惑をかけちゃいけないって言うの。自分は頑張らなきゃとか、しっかりしなきゃとか、我慢しなきゃとか。そう考えてしまう教育を受けてきてるんじゃないかって思うときがある。だからね、無意識のうちに辛抱強くなっている女性はまだまだいると思うよ。この本を読む人たちも、そういう人は多いと思う。

尊ぶことと敬うこと

母に会えた！　触れることができた。家に帰ってきて家族やお友達みんなでお母さんを囲み団欒《だんらん》ができた。毎日祈っていた神様にありがとうしかない。母は声も出なくなって目を開けることしかできなかったのに、みんなに触れられて声をかけられて、一晩自分の家で、父の横で眠ったら、翌朝小さな声を出せるようになった。人間の身体と魂はすごい。身体が弱っても、環境を整えてしっかり愛情を伝えればいくら弱っていても身体と魂でキャッチできるものなんだと感じた（ユタのお母さんが言ってたことは本当だ）。

訪問看護師さんたちがすぐ口の中をきれいにしてくれて、私は少しだけスキンケアと顔のマッサージをして、気持ちいい香りのソープで洗って手足の垢《あか》を取った。肌は明るくなり、そのとき母の表情と生命が、少しだけツヤやかになった。香りの強さは大丈夫？とか、いい香り？とか、気持ちいい？とか、たくさん話しかけた。もう声のある会話はできなかったので、母の〝存在〟そのものに話しかけているようだった。

触れながら母の肌を通して、人の生命を尊ぶこと、ほんとうの意味で敬うこととはなんなのか、少し体験できた気がした。母がくれた経験の中で一番大きな寂しさとうれしさのある時間だった。病気や介護、その周りにある苦しいことや悲しいこと、家族の気持ち、本人の痛み、いつか迎える別れ、それを予期して生まれる哀しみ。悲しいことはたくさんあるけど、でも、大切なのは、その中心に、その人の存在を尊んで、こころで大切に敬う気持ちがあること。真ん中にそれがあることが、それが一番大切な〝ほんとうのこと〟のように感じた。母に触れている間、今までいてくれてありがとう、の過去と、今この時間をくれてありがとう、の2つが私の中で混ざった。

私が化粧品を好きになったこと、香りや触り心地にうるさいこと、気持ちよさを大切にしたいこと。母がくれたものを　母にとっても私にとっても大切なタイミングでちょっとだけ返せたようでうれしかった。

アヴィヤンガ、というアーユルヴェーダの言葉がある。オイルを使った全身のトリートメントを指し、「愛情のこもったあたたかい手」という意味も持っている素敵な言葉。

化粧品は自分を美しくすることもできるけど、こんなふうに大切な人の生命を尊び、敬うことにも使えるんだ。やっぱり肌と化粧品って素晴らしいな。お母さんがくれた経験に感謝だ。

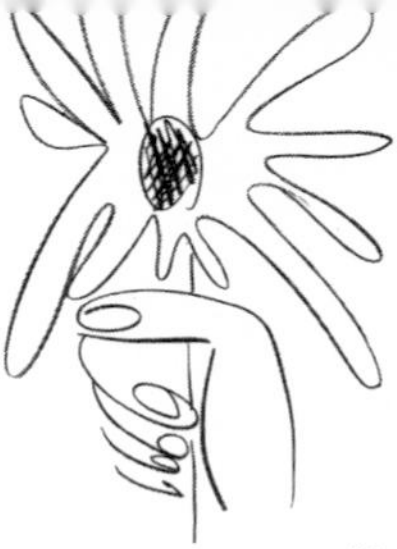

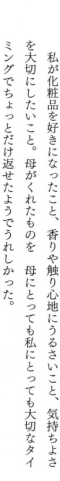

……………

（追記）

この日の夜中に母は息を引き取った。朝方にそれを告げられたとき、なんて清々しくてかっこいい去り方なんだと感動してしまった。

やっぱりお母さんはすごいな。

病院にいてずっと会えなかった間、お母さんはずっと家族に会えるのを待ってたんだ。死んでも死にきれない気持ちでこの日が来るのを待っていて、最期にみんなに会えて安心して亡くなったんだ。多分「やってやったわ」って笑顔でいるんだろうな。人間の魂と身体ってすごいな。

そして、母の死、というはじめての経験の瞬間に、こんなに否定的な気持ちにならないことに自分でも驚いた。それで、これはお母さんのおかげなんだと思った。会えてすぐに亡くなったから、まだ身体の中にお母さんといられた感触、肌に触れていた感覚がある。だからいなくなった、という感覚よりも、そこにいた、という印象になった。最後にお互いにしっかり触れ合うことができた。お母さんはさすがだ。

赤ちゃんは原点です

生まれて2カ月の友人の赤ちゃんを抱かせてもらった。女の子で、やわらかくてフワフワしていて表情はぼんやりとしたり豊かになったり、たまに声を出したりぐずったり、ただ一生懸命に生きようとしてここにいる、そんなふうに見えた。ベッドに寝かせていると「ふや〜」と声を出して、近くにいてよと訴えてきて、膝の上で軽く抱いているうちに、すやすや眠ってくれて安心した。

赤ちゃんを膝に乗せて寝顔を見ているうちに、ハッと「そうか、赤ちゃんは原点なんだ」とわかった。先日母の痩せた手を握ったばかりだったから、余計にコントラストを感じてそう思ったのかもしれない。赤ちゃんは人が離れると泣く。抱っこされて肌の温もりを感じて安心するとふんわりした表情になる。言葉で表現することができなくても「気持ちいいがきほん」を体現したような存在で、まっさらでただ純粋な生命力を持っていて、そこにいるだけで生きることの原点を表現している感じがした。大人だって少し忘れているだけで、本当はみんなそういうものを自分の中に持っているんじゃないだろうか。そんな気がした。

生まれてすぐの赤ちゃんは、これから人生に起こるであろう膨大な経験と情報量をまだ自分にインプットする前だから、余計に生命力と存在感がはっきりとして見えて、同じ空間にいるとたくさんスキンシップをして愛情や安心感を与えたくなった。自分の中にそんな感情があることを感じて「あぁ、これが人に備わった本能なんだな〜」と思った。

人は、触れ合いによって安心や安らぎを感じることで、より豊かになると思う。子供を見ていると身体が触れ合うことも、心や魂が触れ合うことも大切な欲求なんだと再確認する。身体がここにあること、自分の会いたい人が触れられる距離にいること、それは実は当たり前じゃない。それがわかっていると〝今〟の味わい方が違ってくる。旨味の底までわかるみたいに深いところまで人生を、毎日を味わえる気がする。

また別の日、3歳の甥っ子と私が住む街を歩いた。子供の目線で歩く街はいつもと全然違うように見えた。人見知りしない甥っ子はすぐ散歩中の人や犬たちに話しかけにいく。一日に何度も一人で犬の散歩をしている近所のお爺さん、一日中同じ場所に一人で立っている警備員のお兄さん。甥っ子が話しかけたことで私はいつも見ている彼らの「声」を初めて聞いた。いつもは会釈《えしゃく》しているだけだったけど、みんな人生のストーリーを持っている一人の「人」なんだよなぁとその出来事は感じさせた。

いつもと同じ道を歩きながら、私は甥っ子が街の人たちの心のドアをちょっとずつ、またやわらかく開けていっているように感じた。それを見ながら私は「あぁ、人と人とのコミュニケーションって本当はこういうものだよなぁ」と思った。

小さい子はいるだけで、そこに存在するだけで本当にすごい。

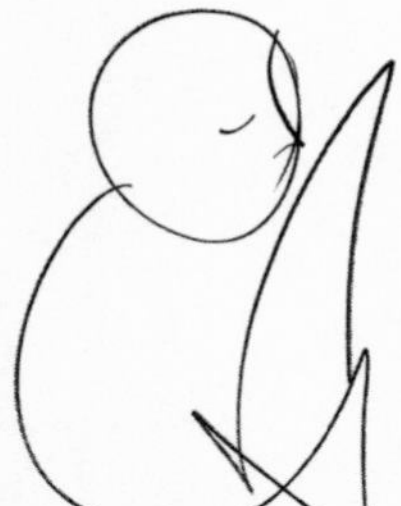

III.

わたしは女性、そして家族

「生み出す性って激しいんだよ」

２０２２年　11月21日
＠森田先生自宅

幼い頃に見た家族の風景

福本：前回お会いしたときは、森田先生のＣＡ時代のお話や、そこでの苦労、それからパリに渡ったときのお話を伺ったのですが、もっと小さいとき、子供の頃はどんな感じだったんですか？

森田：母はなかなか強力でね、家のことはほとんどやらないような人。化学の研究をしながら小学校に勤めていて、娘の私が言うのもなんだけど、多分すごく優秀だったんだと思う。私の地元は愛知県の東三河《ひがしみかわ》。母は広い世界から魅力的な仕事のオファーもあったみたい。きっと母としてはそういう世界で思う存分研究をしてみたいっていう思いがあったはずだけど、私と妹、娘が2人いたからね。結果的に母の足を引っ張ったみたいなところはあるのかもしれない。

福本：社会派なママだったんですね！

森田：今振り返ればそう。だけど勉強と研究で家には全然帰ってこないわけ。だから私たち姉妹は父や祖父母、そして近所の人に育てられたんだよね。

福本：森田先生に似てますね、アクティブ感。

森田：満載でしょう（笑）。だけどそういう感じだったから、幼い頃は母が大嫌いだった。

福本：そうなんですか⁉

森田：うーん、嫌いというか、家から独立して出ていきたいっていう気持ちの方が強かったのかな……。その時代の田舎は、専業主婦がほとんどなの。それなのにウチは家に帰っても誰もいないしおやつもない。運動会、授業参観もなかなか来られない。父も数学の先生で校長先生のときはとても忙しくて、共働きなわけ。鍵っ子というのは少し肩身が狭かった。

福本：それは小さかったら「なんで?」ってなりますよね。

森田：嫌だ嫌だって思っていたんだけど、だけど、母が働いていなければ私は東京に出てこられてないと思う……。

福本：その姿を見てたから決断ができたってことですか?

森田：金銭的にもね。

福本：あ、そうか。

森田：そう。大学時代に中国に交換留学に行きたいって言ったときも母の力を借りたし、だから今でこそ「ありがとう」という感謝の気持ちがあるし、それを形で示したいと思ってやっていることもあるんだけど、それでも当時は共働きなんて時代じゃなくてね。奥さんのことを「家内」と呼ぶ時代で、女性は働いちゃいけないっていう感じだったし、私が全日空に入った20代のときも寿退社じゃなければ退社じゃない、みたいな風潮があった。

福本：おっしゃってましたよね。

森田：当時ってこれは不文律《ふぶんりつ》だったと思うけれど、夫婦が同じ地区で校長先生になっちゃいけなかったの。だから父が校長先生になるって話が出ると、母は諦めなきゃいけないし、先生を辞めなくてはいけないくらいの雰囲気があった。だけど母は自分の力を教育界で発揮《はっき》したかった。周りの人は「主人を立ててやれ」とか言っていたけど、絶対に諦めなかったんだよね。それで当時働いていた市にはいられなくなってしまったけれど、それでも辞めなかったの。私は子供心に辞めればいいのに、と思っていて……。母は「これからの時代は女性が校長先生になることも大事」なんて言ってた。

福本：すごいですね、お母さん。

森田：だからもう私は「お父さんどうする？」って。「もし離婚したら私はお父さんについて行くよ」って言ってて。妹には「あなたはお母さんについていき」ってずっと話してたくらい。でも母は近所の人からしたらヒーロー。地元の新聞に載ったりするんだけど驕《おご》らない性格でもあったから。だから近所のみなさんが、私たち娘においでおいでって言ってくれてご飯も食べさせてくれて。だけど私がどうしてもタダでご飯を食べるっていうのがダメで、そのお家の廊下を拭いたりするんだけど、「そんなことやらんでいいよ」って言われるのよ。「あなたのお母さんは私たちにはできんことをやってるんだから、ご飯はウチで食べていけばいいんだよ」ってね。もう泣けてしまって。

福本：長女の責任感との葛藤だ。

森田：そうだね。妹は「いただきまーす」って言って笑顔で食べているから「待て待て」って言ったりして（笑）。でもまぁ、そんな感じ。だけど結局母は違う市で校長先生になった。そんな感じかな、私の小っちゃい頃は。だからどこかで絶対にこの愛知県から飛び出してやると思ってた。でも大人になったら母のすごさが理解できるわけ。

自分の縁を作るのは自分じゃない

福本：そのときも、仲が悪かったわけではないんですか？

森田：うん、悪かったっていうわけではないんだけどね。大学で東京に出てきて全日空に入ることになり、「あー、やだやだ、封建的《ほうけんてき》な愛知県には二度と帰らないぞ」って思って。ただね、当時私は母のことを家のことを後回しにして、って思ってたけれど、考えてみたら母が働いてくれなかったら大学の費用も出せなかったと思うし、バイトをする時間があったら勉強しなさいって言われて家賃もお小遣いも出してくれて。交換留学で中国に行くんだけど、それもすごくお金がかかるじゃない。私がここまでくるのに、実際は母の力が必要だったんだよね。そうやって、どれほど大切に育ててもらっていたかを理解できたのは私が子供を産んでからかな。50代半ばにしてやっと「お母さん、私たちを育ててくれて今までありがとう」って思った。

福本： 子供ができたことは森田先生にとって大きかったですか？

森田： うん、本当に子供ができて初めてわかった。幼い私から見たら母は自分の人生をひたすら走っているように見えていたけど、あとから聞いたら、きちんと祖父の介護もやってたんだってことがわかったりね。

福本： 森田先生のお父さんとお母さんは、どんなバランスだったんですか？

森田： やっぱり今とは時代が違うからね、特に田舎は。父親は家の大黒柱で、っていう空気があったから。

福本：でもそんな環境の中で2人で働いて、お母さんは地域の人からも「すごいすごい」って言われていて、お父さんは拗《す》ねたりしなかったんですか？

森田：それはもう拗ねる。まだ若くてプライドもあっただろうし……。あるときには父が怒ってフライパンをバーンって叩き落としてるのも見たことあったよ（笑）。そんな感じ。

福本：（笑）。お母さんがずっと働いていて、森田先生にも寂しい気持ちがあったのかな？

森田：うん、少し、きっとね。そういえば今年、息子がカナダに留学することになって。

福本：はい。

森田：サッカーをするために行きたいって言ってね。「いいけど、いくらかかるかわかってるのか？」って（笑）。せっかく中学校にも入ったのにって思った。まぁお金の問題ではないけれど。生活できるのかな？　とか、差別はないのか？　とか。親になって母の痛みがわかるっていうのは感じたかな。今年ね、雑誌『ＥＬＬＥ』の「世界を変える女性１００人」に選んでいただいたの。

福本：すごい！

森田：息子はどうやら友達から「ママが載ってるよ」って教えてもらったらしくて。そのときに「だからママは僕をあんまり構えなかったんだね」「ママ、お仕事してたんだね」って言われて。

福本：背中を見てたんですねえ。

森田：少しは見てくれてたのかなぁって。だけど自分でも私の母と同じようなことをしてるなぁって思うくらいだから、子供からどう思われたいとかは一切ないんだけど。ただ、ひとつだけ思うことがあって。人に助けてもらうこともあったし、辛いときに引き上げてくれた人もいた。でね、こういう縁っていうのは自分の力ではないなって思った。祖父なのか、祖母なのか、先祖なのか、誰かはわからないけれど、小さな徳を積んでくれた人のおかげで今私に返ってきているんだなって。

福本：なんかいいですね。

森田：だから息子に怪我がないように、とか、なにかあっても助けてもらえますようにって思うと同時に、自分も利己的にというよりは、利他《りた》に努《つと》めようって。そう思う。夫に１２０％子育てをしてもらってきたし、授業参観も任せっきりだったけれど。

母性ってなに？

福本：そんな森田先生が思う、母性ってどういうことだと思いますか？

森田：母という漢字って、おっぱいを表しているって言うでしょ？　だから女性性を持っている人っていうのは結局、産むっていうことよりも、育《はぐく》むっていう気持ちが強いと思うの。なにか大切なものとか、人だとか、ときにはチームだったりパートナーだったりすると思うんだけど、育む側の性質を持って、相手の喜びを純粋に喜べることが母性なのかな？　もちろん子供を育てるっていうこともあるんだろうけど、今私が思う母性っていうのは、子供をっていうよりも、自分が大事に思うことを育んでいく姿勢とか気持ちのことなのかなって。

福本：私が昔、人間関係で悩んでいたときに、森田先生に相談したことがありましたよね？　そのときに先生が私以上に怒ってくれたことをすごく覚えていて。あれも母性だったんだな……って今のお話を聞いて思いました。

森田：あれ何年前だった？　4年、5年？

福本：5年かな？

森田：まだ5年か。でもね、同じ頃仕事でも独立するしないってあっちゃんは悩んでたけど、私はあのときにはもう見えてたよ。完全に今の姿が見えてた。

福本：周りのみなさんはそう言ってくれるんですけど、私は全然見えてなくて。

森田：実はラッキーくらいに思ったもの。自由になるし、人の下でなにかやるようなタマではないし（笑）。すごくいいものを持ってるし、あっちゃんっていい意味で和を乱すのね。ホメ言葉！　組織って予定調和だから、普通の組織に入らない方がいいなとは思った。同調圧力とか苦手じゃない？

福本：苦手です。

森田：ね。だから独立して外に出てみれば誰かが必ず引き上げてくれるって思った。だけどそういうのって不安なんだよね。

福本：不安でした。すごく。

森田：そうだよね、不安で不安で。だからどこかに所属して、キツイ言い方をすればどこかに依存しておいた方がいいんじゃないかって思うんだけど、依存することを選んでいたら今のあっちゃんはないわけ。これくらいは相談を受けたあの日にパーッと頭の中に出てきてたよ。とりあえずはね、笑顔でしなやかに戦うっていうのが一番いいよって言ったんだけどね。

福本：そういうこと言ってくれました。あと、人間関係の話の途中で森田先生が食べてたケーキのカスをね……（笑）。

森田：え、ケーキのカスをなに？（笑）。

福本：あの日2人でケーキを食べてたんですけど、そのカスをフォークで払いながら、「その相手もいろんなこと考えてるつもりかもしれないけどね、こんな小っちゃい気持ちでやったことだから。だから大丈夫」って言ってくれたの覚えてますか？

森田：そんなこと言った？　なんか思い出してきた気がする（笑）。

福本：それで森田先生が「私も過去にこんなことがあって」っていうお話と、だけどちゃんと助け舟が現れたっていうお話をしてくれて。

森田：あのときは私の方が激しかったかもね（笑）。なんだかあっちゃんが妹みたいに思えて、「誰だよ敦子を泣かせたのは！」って。「そういうときはこうした方がいいよ」みたいなやわらかい感じでは全然話せなくてね（笑）。

福本：たしか、「今はすごく大きい出来事に思えるかもしれないけれど、あなたにとってそれは小さなことで、絶対に超えていけるから」っていうメッセージを受け取って帰ったんですけど。そのときに自分のお母さんとはまた違った母性を感じたんです。

森田：私もあの日のことは残ってるよ。あのときはあっちゃんの相手に対してすごく感情的にもなったけど、でもそれって本当は学び合いなんだよね。私も誰かに対してよくない対応をしたことだってきっとあるし。だけど誰かが味方をしてくれることって重要で、私もこれまでに味方になってくれる人がいて、そして引き上げてもらったことがたくさんあるから。私が受けてきたそういうことも母性だったのかもしれないね。

福本：うんうん。私は自分に母性があるのかどうか、わからないんです。今迷っているというか、考えていることがあって。どうしても人に対して本当のことを言ってしまって、傷つけることが多い気がして。私の母性は怪しいと思ってるんです。

いいことは悪い顔をしてやってくる

森田：あのね、でもあっちゃんは響くよ。

福本：え、響く?

森田：うん。人の心に言葉が響く。多くの人は、いいことを言うの。優しい言葉で励ましてあげたりする人は多いでしょ。私はそれが結構苦手で。本当のいいことって悪い顔をしてやってくるから。だからいい言葉ってあんまり大したことにならないんだよ。「人間《にんげん》万事《ばんじ》塞翁《さいおう》が馬《うま》」って本当だなって思うことがあって。悪い顔をしてやってきたことの中にこそ、しっかりと受け止めて自問自答しなきゃいけないことが潜んでるんだよね。あっちゃんの場合、思ったことをバンッと伝えるでしょ。それの方が人に響くわけ。響いたらなにが起こるかっていうと、言われた側はどうしても内側と対話をしなきゃいけなくなる。私は育むって言ったけど、きっとあっちゃんの言葉で「あぁ、自分はこういう生き方をしよう」って思った人がいるはずだよ。

福本：それは言われることがあります。

森田：まさにそこが強み。それは自分ではわからないかもしれないけれど、ひとつの大きなエネルギーだからね。

福本：恋愛をしていても仕事をしていても、いちおう流してやり過ごすことにするか、本当のことを言うか2秒くらいは考えるんです。だけど必ず言ってしまって、ザスッてこう、核心を突くことになるから。それがどうなんだろう……って迷うんです。

森田：例えばそこで「なんて酷いことを言うんだ」って相手が嫌な思いをしたとしても、必ず対話が生まれるから。だってね、計算して言ってないでしょ。パッと我慢ができなくて口を突いちゃうんだと思うけど、これが今は大事なんだよ。本当にそう思う。

福本：少し安心（笑）。そうだ、実は今日〝女性性〟についても聞きたかったんです。

森田：女性性？

福本：はい。あくまで一般論なのかもしれないけれど、女性性って「支える」とか「受け容れる」とか言いますよね？　そういうものを自分が持っているのか、持っていないのかもわからなくて。

森田：女性性というかはわからないけど、でも、女という性は怖いよ。

福本：え、ふんわりしているイメージかと思いきや……。

森田：ふんわり？　とんでもない。生み出す性を持っているっていうのはね、つまるところ欲しいのはやっぱり精子なわけ。大切にしてほしいとか、なにかを買ってもらいたいとかさ、そういうことじゃないのね。それは人間も植物も一緒で、種を作ることがひとつの設計されたものになっている。植物は必ず種を作ろうとするでしょ。今は多様性の時代だし、その必要はないけれども、それでも異性を引き寄せようとするわけ。可愛くしてみたりね。あれも異性を引き寄せようとする力だったりする。引き寄せようとするもの同士はときに対立もする。自分のエリアを侵してきそうになったものに対して、ジェラシーを覚えたり、意地悪をする女性っているでしょ。自分のエリアを侵されたら困るわけだし、女同士の中でのポジショニングも大切。

福本：マウンティングだ。

森田：そう、マウンティング。

福本：本能なんですね。

森田：それはね、よりいい精子を手に入れて生み出す、強いものを生み出していくために人が持っている性質なんだと学んだよ。だから案外激しいし、「私が上よ」みたいなこともやるでしょ（笑）。例えばあっちゃんだってすごく抜きん出てしまえばいいけれど、頭ひとつ抜け出したくらいじゃ足を引っ張られたり。

福本：縄張り意識じゃないけど、巣を守ろうとするんだ。

森田：だから、母性とか女性性はひっくり返したら怖いわけ。

福本：なんだ、それを聞いたら安心した。勝手に穏やかなものだと思ってたから自分にあるのかな？　って思っていたけど、激しいものって言われたら自分もすごく持ってました（笑）。

森田：だって植物が生えてる地面をめくってみれば、土の中で根っこは生きていくための戦争ばっかりしてるんだよ。

福本：激しい……。生命ですもんね。

森田：そう、生命。どうやって受粉するか、どうやって子孫を残すか。だから怖いんだけど、それがいい。

福本：逆に男性の側はどうですか？

森田：優しいって感じることが多いかな。

福本：この話もじっくり聞きたい。

森田：前にも少し話したけど、ウチの子供は男の子なのね。だけど育てていて優しいって思うことが多いよ。女子大付属の小学校で35名のクラスの中に男の子は8人、あとは女の子。だからその学校の男の子はみんなそういう環境で育ってね、学んだことが「男子の団結」。そして女の子にはまず「ごめんなさい」って言うこと（笑）。いいこと学んできたねって思うの。男の子は繊細で優しい。女はキツくて聡明。だから男の子は大切に真綿でくるむように扱ってあげるのがいいのかもね。

福本：男の子の優しさを感じたエピソードってなにかありますか？

森田：これは結構前になるのかな？　ウチの子とタクシーに乗ったときにね、ちょっと遠回りのルートで走っていることがあって。私が「この道って……」って運転手の方に言ったら「ナビですから」って言われて。その言い方にカチンときたことがあって（笑）。それで少し抗議というか「でも最初にこの道を進んでください、近くなったら私が説明しますって言いましたよね？」みたいな感じで言ったことがあったんだけど、途中で息子が私の手を握ってきて。

福本：ママの手を……。

森田：そう。それでタクシーを降りたらね「ママ、言い方」って（笑）。「ちょっと道が違うと思うので、今から説明するのでその通りに行ってください」って言うんだよって9歳の子に言われたの。「ママ、あれじゃあ運転手さんの逃げ道がないじゃん」って。

福本：すごい（笑）。私もお母さんに「あんたは男の人を追い詰めるとき尋常じゃない。気をつけなさい」って言われた記憶がある（笑）。

森田：そのときに優しいな、すごいなって思った。私が住んでるマンションの管理人さんに聞いたんだけど、「おはようございます」「行ってきます」っていつも笑顔で挨拶するんだって。「誰が育てたんだろう？」って思うくらい。母親は私なんだけど、多分世間のみなさんがそういうふうに育ててくれてるんだよね。だから子供に教えられることはすごく多いよ。私が忘れちゃったものを持っているんだなって感じたり。それはウチの子だけじゃなくて、案外男の子の方がそういうことがあるのかな。表面上きれいなのは女の子だけど、なんて言ったらいいんだろう、男の子は純粋な慈愛を持ってるなって。

福本：そういえばお葬式にも来てくれたお母さんの友達が、「男の人は繊細で優しいから、お父さんによくやったねっていっぱい言ってあげて。もうそれだけでいいのよ」って言ってたのを今思い出しました。

森田：それが正解だと思う。だけど、最後の局面になると役に立つのは女なのよ。ママ友で、何人か子供を産んでいて、男の子も女の子もいる人だと「男の子の方が可愛い」って言う人もいるけどね、「だけど役に立つのは女だよ、娘だよ」って言っちゃう。

自分を貫く強さ、受け容れる強さ

福本：森田先生の小さい頃のお話を聞いていて、私と原体験が逆かな、と思ったんですけど、ウチのお母さんは結構諦めやすいところがあったんです。その代わり、違う強さを持っている人でした。なんて言うんだろう、受け容れる強さだったり、流れに身を任せることのできる強さというか。

森田：そうだったのね。

福本：ただ私は育てにくかったみたいで、それで母が泣いているのも見たことがあるし、占いにも行ったみたい（笑）。本当に行きたい学校がないから進学しない、部活は入りたいものがないからやりたくない、美容室に就職しても、同じ場所にずっといるのは嫌だから辞めるって言い出したり。私は自分と向き合って本当の気持ちで人生を決めたいって思ってたけど、両親はわりと常識的な人生を選んできた部分があったから、お互いうまく伝え合えないことも多くて。

森田：うんうん、そうだよね。

福本：親からしたらこの子はなんで言うことを聞いてくれないんだろうっていう悩みがあったと思う。こっちはこっちで、みんながてきることが1個もてきないっていう悩みがあって。部活、受験、就職、結婚、みたいなものを一度もスムーズに通ったことがないんです。毎回必ずきれいにはみ出す。妹はわりとお母さんの理解できる範囲内にいるけど、私はそこから出ちゃってたみたいで、「お母さんわからなくなっちゃった」って、「あっちゃんのことわかってあげられなくてごめんね」って言われたこともあったり。それであるとき、四柱推命の占い師さんのところに行ったんですって（笑）。

森田：それでなんて言われたの？

福本：「この子は宇宙人みたいな子だから、絶対に言うことなんて聞かないし、その方がいい」って。それでお母さんも自分の幸せで忙しくなろうって決めて楽になったみたいです。それが私が20代前半のときかな。

森田：占いも大切だね。

福本：そう、楽になってて。そのときから変な〝母と娘〟のあるべき型が取れて自然になった気がします。森田先生は自分を貫くお母さんに反発していたけど、私は逆で人に自分を預けていたり、諦めて見えるお母さんに反発してたのかなぁって。だから、自分のやりたいことを諦めない生き方になったんだと思う。

森田：そうだったんだね。

福本：森田先生には、お母さんとの関係がクリアになった瞬間ってあったんですか？

森田：それは、全日空に入って病気をして、薬でなんとか克服してヨーロッパに行くことになって。そこでいろいろな親子関係を見ることができた。日本に戻ってきてからは、桐島洋子さんと12年暮らしたり。そうするとさまざまなストーリーがあるんだよ。で、一方では私のストーリーもあって。だけどどこにでも、特に母と娘っていう関係では葛藤がある。生き方の葛藤だったり、こうなってもらいたい、こうはなりたくない、だけどやっぱり認めてもらいたい、褒めてもらいたい。それを目の当たりにして理解できたことも大きかったし、あとは時間かな。自分も大人になって親になって、「こうなってほしい、ああなってほしい」なんていうのは贅沢。子供はとにかく元気で笑っていてくれればいいっていうのがわかった。それも大きいかな。

福本：お母さんは自分のことばっかり考えているように見えていたけど、実はそうじゃなかったのも感じたんですもんね。

森田：そう。ウチの母は研究が好きだから、やるわけだよね。自分のコップに水を入れ続けるわけ。周りのこともやってはいたけど、結局は自分のコップに水を入れ続ける人。そういう生き方。でも入れ続けるとパカッて底の弁が開いて、どんどん周りにも与えていくことになるんだよね。だから母が空っぽになっているのは見たことがない。これは母に学んだことかな。だから私も常に自分のコップに水を注ぎ続ければ自然と外にも与えられるんだって思って生きてきた。

親孝行はもう終わってる

森田：この前有隣堂に、欲しい本があったから買いに行ったの。そのときあっちゃんの一冊目の本が目に入って。もちろん当時も読んだけど、こういう対談をさせてもらって今改めてあっちゃんの本をパーッと見たら、あっちゃんのこと、お母さんは本当に誇らしかっただろうなって思った。

福本：なんかそう、お母さんも「この子はこういう生き方がしたかったんだ」ってわかってくれたみたいでした。最終的には私のことは信じてくれていて、敦子は危なっかしいけど自分でなんとかするからって。

森田：そう、きっとお母さんは「敦子が好きなように生きればいいよ」って思ってただろうな、親孝行はもう終わってたんだね、本当によかったねって思った。なんだか観衆として映画を観ているような気分でそう思っちゃった。

ホルモンはすごい

母の葬儀のあと、初めて長期の不正出血を経験した。今この文章を書いている自分と比べると、かなり心身が疲れていたのかもしれない。だけど、大切な人の死を悪いものや嫌なものとは捉えていなかったので、自分の心身に負荷がかかっていたことにあまり気がついていなかった。

2週間以上、生理とは違う出血が止まらなかったので心配になり病院へ行くと異常はなかった。クリニックの先生は「脳の中で子宮に指令を出すところと、ストレスをキャッチするところが近いから、大きな出来事があったときにこういう反応をする人は多いんですよ。心配しないでくださいね」と言っていたけれど、自分の身体に異常なことが起こっている感じがして少し怖かった。友達にも相談してみると、失恋のあとや転職のあとに不正出血になった経験を持つ子が数人いて少し安心した。でも身体ってすごくないか？　こんなふうにちゃんとサインを出して教えてくれるとは。そして、すぐ人に相談してよかった。こんなとき、不安を溜めすぎないのも大切なことだと思う。

そのあとも疲れからか血が止まらなかったこと、朝起き辛くなってきたこと、すぐ仕事モードになれなかったことも重なって、前から行きたかったデンマークにリフレッシュのため１週間ほど飛び立った。でも旅のあいだも出血は止まらず、次の生理まで長引いた。

いろいろと少し心配だったけれど、デンマークに行ったことはあとから考えるとベストチョイスだった。頭の中の自分が「四十九日も終わってないのにいいのかな？」とか余計なことを言ってきたりもしたけれど、友達に背中を押してもらい行って本当によかった。人が少なく、芸術を大切にした美しい街での時間で、自分の疲労や悲嘆はかなり癒された。あの街の静けさと美しさは、そのときの私にとても効く薬になった。

その後、帰国して少ししたある日、骨盤の周りに今まで見たこともないぷにっとした脂肪がついていることに気がついた。え、なんで？　北欧での食事のせいかな、でもそんなにたくさん食べた覚えはない……、年齢か？　でもなんでこのタイミングで、と驚いた。腰回りのサイズが多分、2、3割大きくなっていた気がする。ここで私は気がついた。不正出血で3〜4週間ずっと血を出していた私は、常に軽い貧血だったのかもしれない。悲しみや感謝や疲れがごちゃ混ぜになって冷静に自分を見られなかったし、子宮も泣いているよな〜、どこからそんなに血が出るんだろう？　と思ってそのままにしていたけど、身体としては異常事態。出血がおさまったあとに身体が自分自身を守ろうとして子宮の周りにお肉をつけたんじゃないか？　と、今となっては推測している。

その後普通に生活する中で自然と元に戻っていったけど、ショック→出血→自己防衛本能の流れで、自分を守るシステムを発動させた身体は本当にすごい。この頃の自分の写真を見ると、いろいろな出来事を経験して一皮剝けたようなスッキリした顔であるとともに、貧血でどこかいつも顔が青白い。でも、すべて自分を守ろうとした身体の反応かと思うと青白い自分の顔さえも、ちょっとありがたく思える。

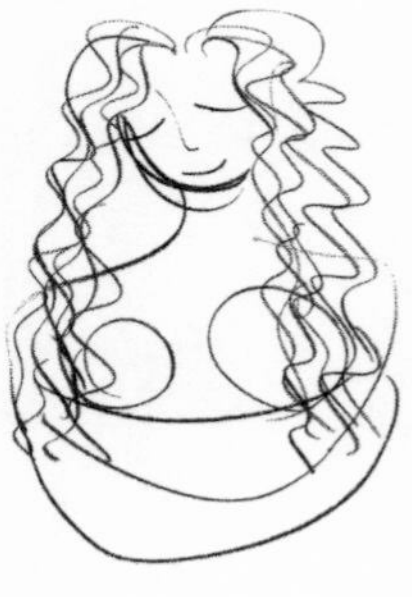

IV.

気持ちいいがきほん

親愛なる近藤先生

近藤先生お元気ですか。高校の家庭科担当だった先生、私たちに大切なことを伝えてくれた日のことを書いてみようと思います。

高校は選択授業だったので、私は世界史や日本史といった「過去」を勉強することなく、今日と未来しか見ない女子高生でした。

その頃はみんな恋をし始める時期で、授業以外ではずっとそんな話をしていたような記憶があります。「誰かと誰かが付き合っている」「こういう感じに今なってるらしいよ」。みんなウキウキしながらそんな話をしたのを覚えています。

当時の先生は母よりちょっと上ぐらいの年齢だったでしょうか？　小さくて可愛らしくて、でも瞳の奥はしっかりと肝の据わった感じがあり、生意気盛りだった私たちも先生の授業は静かに受けていました。

ある日の午後、女子生徒だけだった選択授業のクラスで先生は明るく、しなやかにハッキリ言いました。

「みなさん、今日は大切な話があります」

「みなさん、セックスはギブ&テイクです。どちらか一方が満足するものでなく、我慢するものでもなく、お互いに与え合って楽しむものです。避妊をしっかりして、楽しみましょう」

本当のことすぎて、全員数秒の沈黙。これだけはっきりしていてみんなが興味のあるトピックで、なおかつ先生が真摯《しんし》に向き合って伝えてくれたメッセージが高校生活の中であっただろうか。そういう話にやみくもにフタをするのでなく、かといって野放しにするわけでもない、私たちを守るメッセージも含まれた愛のあるシンプルな言葉でした。

みんなに必要なタイミングで、また大人の女性からしっかり教えてもらう、という大切な経験。大人とそういうことを話すのに慣れていない私たちにとってちょっとした衝撃。数秒の沈黙のあと、どこからともなく「おぉ〜」という声と拍手。子供だからわからない、ということではなくて、純粋だからこそ本当に大事なことを言われているのが直感的にわかることもある。みんな、ちゃんと聞いていました。先生、10代のときにこれからの私たちの「性」を肯定してくれてありがとう。

先生が教えてくれた「保育」の授業も楽しく受けました。妊娠したら身体がどうなるのか、産むときはこんなふうにするらしい（会陰切開に10代の私は恐れおののきました）。そして生理にはどんなふうに向き合ったらいいかなどなど。それら

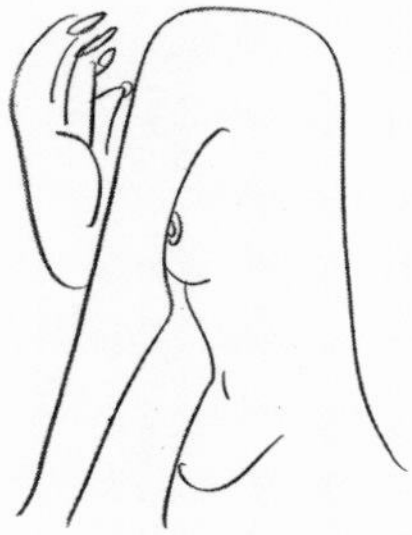

すべてが生きるためにこんなに必要な知識だったなんて！　昼休みに菓子パンを食べることと、ひとつ上の彼氏から直筆の手紙（絵本のようなイラスト付きのクリエイティブな内容だったな）をもらうことが楽しみだった当時の私には、その大切さがわかりませんでした。でも、今ならわかる。そういうことを話す、教えてもらうことの大切さ。大人の女性に必要で、いつか向き合うセクシュアリティについて、はっきり明るく肯定的に言ってくれる先生と出会えた私はとてもラッキーです。

「性ってこころを生かしてつなぐこと」

2022年 12月22日
@森田先生自宅

気持ちいいは自分の内側が知っている

福本：今日は少しこれまでとは違う角度から「気持ちいい」についてお話を聞いてみたいと思っています。性やデリケートゾーン、女性の快楽についてオープンに語ることってまだまだ黎明期《れいめいき》ですよね。でも、性ってすでに〝ある〟ものだから、話をすること自体はフラットなことだと思っていて。先生には性について知って、それを自分の幸せに結びつけるにはどうしたらいいのかってことを聞きたいです。

森田：そしたら、ポイントはひとつだよ。

福本：ひとつ？

森田：そう。最近フェムテックって言葉をよく聞くようになったけど、それは突然生まれたものではなくて、もともと女性の身体の内側にあるもの。それをまず知っておくべき。

福本：というと？

森田：例えば、女の子は3歳ぐらいになると膣周りが気になり出して、触ると落ち着くということを知るのね。4～5年後には小陰唇《しょういんしん》、大陰唇《だいいんしん》、クリトリスが前に出てきて、触れると心地いいなって思うようになる。

福本：うんうん。

森田：膣周りを触るとなんとなく気持ちいいっていうのは、おしゃぶりと同じ。人って、穴（口）に手を入れると安心するの。そして、女の子は小学3、4年生ぐらいからマスターベーションを覚え始める。マスターベーションをすると、愛情ホルモンとも呼ばれるオキシトシンが分泌されるのね。このホルモンが分泌されると気持ちいいと感じるだけじゃなくて、ストレスを緩和する効果もあると言われてるの。

福本：そうなんですね。

森田：でも、小さいときに性に興味を持つことやマスターベーションなどは親や先生に「やめなさい！」って怒られる。すると「私はいけないことをしたんだ」って自分を責めてしまう。マスターベーションをすることは異常なことではなくて、健全で自然な生理的欲求。自分で触って気持ちよくなることはなにも悪いことじゃないのに。だけど、それを否定されると自分の膣周りを触ることに罪悪感を覚えるようになる。これはひとつの例だけど、そういうことからすごいテクノロジーが自分の身体の内側にあることを知らないままになってしまう。

福本：それってすごくもったいない。

森田：だよね。クリトリスや膣周りだけじゃなくて、粘液が出るところはだいたい感じるところだけど、それ以外にもたくさんあるよね。例えば手をマッサージされるとくすぐったかったり、気持ちよかったり、さまざまな感覚があるじゃない？　皮膚には触覚、圧覚、痛覚、温覚、冷覚といった受容器（レセプター）があって、そこで得た感覚が最終的に脳に伝わる。例えば、手にふーっと息を吹きかけると、くすぐったいでしょ。触り方によって感じ方ってそれぞれ違うけど、それは身体全体が脳とつながっているからで、すべてが性感帯なわけ。

福本：身体すべてが性感帯。

森田：そう。性感帯っていうといやらしく聞こえるかもしれないけど、すごく重要な役割を果たしているんだよ。例えばクリトリスに触れて、気持ちいい感覚を味わうと膣から粘液が出るよね。でも、粘液が出ていないのに挿入すると強い痛みを感じる。それでも挿入をやめなければ、膣が擦れて血が出て、尿道に雑菌が入るリスクもある。クリトリスを優しく刺激すれば膣の中が潤うから挿入時もなめらかになって、より興奮と快感が強まる。だから性感帯ってすごく大事なんだよ。クリトリスは豆粒程度の突起だと思われているけれど、それは肉眼で確認できるほんの一部でしかなくて、体内で尿道と膣内部に巻きつくように伸びている。性的刺激を感知したとき、その先端部分だけじゃなくて、全体で感じているんだよ。

福本：全体で。

森田：そう。私たち人間はお母さんの体内でひとつの受精卵から分裂を繰り返して人間として生まれてくるよね。受精卵が分裂を始めた初期段階で内胚葉《ないはいよう》、中胚葉《ちゅうはいよう》、外胚葉《がいはいよう》と3つの層に分かれるんだけど、この外胚葉が皮膚と脳の起源と言われているの。不思議だよね、皮膚と脳は同じ起源だったなんて。

福本：皮膚と脳ってくっついてたんだ。そこは大事そう。

森田：これを皮脳同根《ひのうどうこん》というのね。つまり、皮膚と脳は同じ根っこっていうこと。皮膚（肌）をいたわると脳のストレスから解放されるし、反対に脳で受けたストレスは神経を通じて、肌にも影響してしまう。手肌をなでると落ち着くというのはそういうこと。肌や皮膚に触れて大切にすることは、心を大切にするということなんだよ。

「気持ちいい」はなぜ大事？

森田：ヨーロッパには性科学、セクソロジーという分野があり、その中でも外陰部のクリトリスって生命を維持するための器官ではなく、快感を得るための器官だと学んだの。それがどうして女性の身体に標準装備されているかわかる？

福本：どうしてだろう？

森田：人間はなにかを見たり聞いたり、体験して、その情報に対して扁桃体が「不快」と判断すると身体の緊張と共に恐怖や不安、嫌悪感といったネガティブな感情を発動させて、ストレスホルモンと言われる副腎皮質刺激放出ホルモンが分泌されるように働く。副腎皮質刺激放出ホルモンが出始めると、免疫力が落ちて、体温が低くなって、元気がなくなって、生理が止まったり、眠れなくなったり、鬱になったりする。ストレスを受けた身体は低空飛行になっていくのね。そういった身体の不調はバイタルサインなわけ。でも、すぐに改善できたらいいんだけど、なかなかできない。

福本：身体はサインを出してるけど気づかない、気づかないフリをしてしまう。そういう人は多いですよね。

森田：でも、クリトリスに触れていると快楽物質のβエンドルフィンやアナンダミドが分泌されて、リラックスして、「まぁ〜、いいか」って少し気が楽になる。女性はＰＭＳとか月経痛とか排卵痛があったりして、どんよりしている日が多いじゃない？　しかも、それが10代から50歳くらいまで続く。だから、クリトリスっていう器官が標準装備されていると性科学で教えてもらった。わざわざ他のものを使って快楽物質を取らなくたって自分で作り出せる。だからね、パートナーがいない人はバイブレーター１本くらい持っておいて自分で気持ちよくなってほしい。

日常的に快感を得て、βエンドルフィンやアナンダミドを分泌すれば、膣は萎縮せず、潤った状態をキープできる効果があると思う。これって、健康で元気に過ごすために大切なことだと思うんだ。

スキンシップが心にもたらすもの

福本：パンデミックで行動が制限されて人と接触することが難しくなったとき、私はこれまで人と触れ合うことで健康な心を保つことができていたんだって改めて気づいたんです。

森田：そうだよね。

福本：「触れ合いたい」「セックスしたい」「安心したい」って根源的な欲求で、それは人間らしさにも直結していると思うんですけど、日頃その重要性があまり語られてない気がする。それはどうしてだと思いますか？

森田：日本はお辞儀の文化だからじゃないかな。私が留学していたフランスでは握手、ハグ、ビズが当たり前。両手で相手を優しく抱きしめて、距離をグッと縮めることに抵抗がない。

福本：じゃあ、日本は文化の違いもあって、触れ合うことには壁がある？

森田：そうだと思う。今では日本の産院でも推奨するところが増えてきたけど、ほんの十数年前までカンガルーケア（出産直後の赤ちゃんを母親の胸で抱っこすること）なんてほとんどされてこなかった。親子でも距離感を一定に保ってきた分、大人になっても人同士が触れ合うことや抱きしめることに不慣れなんじゃないかな。ただ、それは文化が違うというだけで、良い・悪いじゃないとは思うんだけど。

福本：そうか。でも、私はちょっと物足りない感じがするんです。仕事でオンラインを通して人に触れてるのもあるのかな。今はＳＮＳでのやりとりも当たり前になっているけど、その分直接的なコミュニケーションの大事さもわかる。美容学校に通っていたとき、ジェンダーやセクシュアリティに関係なく、友達同士で髪や肌に触れていたことが当たり前だったのも思い出しました。

森田：たしかに、それが当たり前の世界だったら、触れ合いがなくなったときの寂しさや物足りなさを感じるよね。

福本：そうなんです。そういえば当時、付き合っていた人が勤め先の美容室で、「シャンプーはセックスだと思え」って教えられたんだって（笑）。

森田：どういうこと？

福本：それは教えるためにかなりオーバーに伝えてると思うんですけど（笑）。髪を触るときって相手のパーソナルスペースに入るじゃないですか。親密に感じる距離だからこそ、「シャンプー面倒臭いな。早く終わらないかな」って思ってたらそれが手からエネルギーとして相手に伝わってしまう。だから、ただ洗うんじゃなくて、気持ちを込めろ的な、そんなことを伝えたかったんじゃないかな。

森田：まさにそうだよね。触れられるとどんな気持ちになるか、人間は本能的に知ってるんだよ、誰しもね。

私たちの肌は感情を受け取っている

森田：セックスも同じ。男性の射精が目的だったら一人でやってたらいい。でも、パートナーとのセックスのゴールは、射精がすべてではなくて、2人で気持ちよくなることだと思う。どこを触って、舐めたり、優しく刺激すると、アナンダミドやβエンドルフィンが出るのか、幸福感や高揚感を得られるのかとかね。

福本：たしかに。スキンシップやセックスだけじゃなく、私はお母さんの死を経験して、触れることはリスペクトに繋がるって思ったんです。

森田：尊厳の話をしてたもんね。

福本：そう、最期だからこそきれいにしてあげたかったし、気持ちよくいてもらいたかった。

森田：そうだね。

福本：それで、介護や死が近づいているときだけじゃなくて、人間は気持ちよくいることが大事だと改めて思ったんです。毎月辛い生理痛も放っておかないで自分できちんと調べるとか、病院に行って相談するとか。そういうことって自分に対するリスペクトを持つことに繋がっていると感じて。そして、誰かと触れ合うときも、自分も相手も気持ちよくいようよって気持ちが大事なんだなって。

森田：うん。私たちの身体全体がレセプターで、感受性を持っている。だから、愛を持って自分や相手に接することでちゃんとエネルギーが伝わるんだよね。なかなかいい人に巡り会えないとか、身体を壊してセックスできないとか、生きてたらいろんなことが起きるじゃない？　一人で物足りないなと思ったらバイブレーターを使ったらいい。どこを触ると自分は気持ちよくなるかを知って気持ちよくいられるって大事な知識だと思う。ヨーロッパでは性欲などについても性科学として扱われていて、まじめな話なの。

パートナーと〝気持ちいい〟について話してる？

福本： 死ぬときに〝幸せな人生だった〟って思えるかどうかって、お金をたくさん稼いだとかステータスを得たかだけじゃなくて、どれだけ人と肉体的、精神的に触れ合ったかも関係してると思うんです。その記憶があまりに少ないと寂しい人生だったなって思うんじゃないかなって。

森田： うん、わかる。

福本： 先生が以前本に書いていたけれど、孤独や悲しみって身体に影響するんですよね。

森田：そう、孤独を感じたり、不安であったり、切なかったりという感情に人は強くないと思う。心が打ちのめされてしまうと、その感情を心の器が受け止められなくて身体に症状が出る人も多いの。睡眠の質が低下して、ストレスホルモンと言われるホルモンのバランスが崩れる。同時に免疫力が低下して、さらに睡眠に影響してしまうこともある。孤独や悲しみといった感情で免疫力が下がって、負のスパイラルに巻き込まれている人も少なくないはず。そんなときこそ、信頼できる友人との語らいやハグが心の栄養になると思うし、「人肌恋しい」という言葉があるように、人間はやっぱり人に触れて温かみを感じることが大切ね。

福本：そうですね。普通の会話もセックスも、コミュニケーションという点では似てますよね。自分はどう触れられたら気持ちいいのかとか、相手に聞くとか、そういう話をパートナーとしてる人って意外と少ないと知りました。

森田：日本ではセックスのとき、女の子が「こうしてほしい、ああしてほしい」と言うのははしたないと思われがち。だけど、男性だってどうしていいかわからない。AVの過激な演出をリアルだと勘違いして、「これで相手が喜ぶんだ」と思って女性にしてしまう。それって全然気持ちよくないし、痛かったりするのに女の子は「気持ちよさそうにしなきゃ」とか「感じてるフリしなきゃ」って思って「痛い」と言えない。で、頭の中では「なにやってるんだろう？」って思うわけ。

福本：なんか気持ちの距離も感じそう。

森田：そうでしょう？　女の子が気持ちいいフリ、感じているフリをしたままだとフェイクが続く。そして、男性も「これでいいんだ」って気づかない。それはお互い不幸だよね。

福本：男性は女性のポイントがわからないまま。そして、女性はセックスが苦痛になってしまう。

森田：例えばそんな2人が結婚して子供ができたとするよね。すると、産後の女性はホルモンの影響でパートナーの匂いやセックスが嫌になって、距離を取るようになる。さらに子育ても大変だから、パートナーがセックスをしようと近づくと「触らないで！」ってストレートに言って突き放してしまう。傷ついた男性は「セックスしようよ」って誘うことができなくなって、レスになっていく。こんなパターンがとても多い。でも、女性にだって性欲はあるわけ。そのことに悩んでる人って多いのよ。例えば、講演をしたあと、女性の聴講者が「実は私43歳なのに性欲があるんです。どう思いますか……？」って相談に来るの。

福本：先生なんて答えるんですか？

森田：「バッチリです！　もっとセクシュアリティを大切にしてくださいな、死ぬまで！」

福本：あはは。

森田：でもね、性について話すとその場で泣き出す人もいるんだよ。講演会のあと、少しでも私と話したいって人がいて。若い人だけじゃなくて、80代くらいの人も来るのね。お話を聞いていると、性や身体のことについて悩んでいるけど人に言えない、話ができる場所がない、性欲とどう向き合っていいのかわからない、セックスが辛い、そう思い悩んでいる人ってこんなにいるんだって実感する。

自分の気持ちいいを伝える、相手の気持ちいいを探す

森田：Ｚｏｏｍでセクソロジー（性科学）の講義をしていたとき、女性の聴講者の隣に男性のパートナーも出席していたことがあったのね。

福本：オープンでいいですね。

森田：「相手のセックスでフリをしたことがある？」って質問に彼女は手を挙げていて、隣にいた男性はかなり驚いていた。それを聞いてすごくショックでしたって言ってた。彼女はそのとき初めて「こうしてほしいと思ってた」って伝えられたんだよね。でも、その彼も立派で「僕の身体のことだって知ってほしい」って言ったの。そんなふうにお互いが言えるって大事なことだよね。

福本：素晴らしい！　私、セックスとか肌の触れ合いってクリエイティブで面白いことだと思うんです。人によって性感帯も感じ方も違うから、「この人はこう触ったら気持ちいいかな？」って探し合って、お互いが気持ちよくなろうとするってとても楽しい。

森田：そうだよね。でも、女性もいまだに自分から誘ったり、主導権を握ることに消極的で、なんとなく誘われたい、受け身でいたいっていう人も少なくないと思う。そういう人こそ、自分の身体について知ってほしい。

福本：自分のデリケートゾーンを見たり、性感帯を知らないとか？

森田：そう。幼い頃に膣を触っているところを親や先生に見られて「なにやってるの！」って怒られると、見ないようになって、自分で触らない、知らないまま。卑猥でグロテスクなものがここにあると思っていると、自分の性欲をポジティブに受け止めにくくなる。

福本：そうすると自分の〝気持ちいい〟がわからなくなりそう。

森田：そう。でも、この膣周りこそが聖域なんだって知ってほしい。母親になったら、女の子には膣周りを触って気持ちよくなることは悪いことじゃないんだよって伝えた方がいい。そして、膣から粘液が出てこないまま挿入したら痛いということ、他人にこの大事なところを簡単に見せちゃダメだということ、洗い方とか保湿の仕方をきちんと教えないと。男の子だって同じ。私には息子がいるけど、彼が5歳ぐらいのときにはすでに伝えていた。マスターベーションはいやらしいことじゃなく大事なことで、勃ってどんなことなのかって。そして、女の子の身体のこと、成長するにつれてどんな変化が起きているのかについても教えておく。するとね、女の子を大事にするようになる。

福本：やっぱり性にまつわる知識やマインドがどれだけ身につくかって文化や環境、教育による影響も大きいんですね。

森田：性や身体にまつわるわかりやすい絵本を5、6歳ぐらいから見せるといいと思うんだよね。ポイントは子供扱いしないこと。一人の人間として教えるとちゃんと伝わるから。女の子は生理が来て、身体は妊娠できる準備をしていることを伝えたり。あと、女性特有の病気のこと、セックスをするようになると性病のリスクが高まること、婦人科系の病気とか気をつけなきゃいけないことも増えてくる。今からだって遅くないんだよ。自分の身体を知ることって。

マイ婦人科を持つということ

福本：数年前、子宮に小さな筋腫が見つかったとき、とても怖い思いをしました。慌てて森田先生に相談したこと覚えてますか？　そのときすごくあたたかいメールをもらってすごく安心したんです。年代によって内容は違えど、友達の中にも婦人科系の病気で悩んでいる子もたくさんいて。

森田：うん。でも、子宮筋腫って案外起きることなんだよね。あなただけじゃないってことをまず知っててほしい。

福本：そうなんです。ビックリしたけど、怖がりすぎなくていいんだとわかって安心しました。

森田：心配しすぎないって大事だと思う。そのためにも、マイ婦人科を持っておくこと。

福本：むやみに不安にならなくていいけど、心構えというか、なにかあっても大丈夫なようにしておくっていうことですか？

森田：そうだね。もともと人間にはホメオスタシスっていう身体の恒常性を保つための仕組みが備わっているから、規則正しい生活をしていれば、自律神経や血管などの働きを自動的に調整してくれる。でも、生活が不規則になったり、過度なストレスを抱えて、身体に不調が現れて、それが自分の力だけではどうしようもなくなったときは、薬を飲んだり治療することで治る可能性を高められる。だから、まずは落ち着いて信頼できる病院へ行くこと。

福本：本当に。あとは、一人で抱えないことも大事だと思いました。私は友達に話したら「大丈夫。私も経験あるけど、こうすればなにも怖がらなくていいんだよ」って言われて安心したんです。知らないことばかりで一人で受け止めるから余計にストレスなんだなって思ったし。

森田：もちろん個人差はあるけどね。自分の身に起きて初めて知ることってあるから、むやみに怖がらず、不安がらず、正しい知識を身につけてほしい。

性は衰えず、熟成させるもの

福本：森田先生の本『枯れないからだ』を読んだとき、「性を熟成させる」って言葉が出てきて、すごく素敵だなって思ったんです。

森田：人間って歳を重ねるにつれて徐々に老化していくけれど、女性が本当の性の喜びを知るのは閉経後だと思う。閉経を迎えたら女性ホルモンが分泌されなくなって、女として終わってしまうって思いがちじゃない？

福本：そう感じてしまう人はいるかもしれない。

森田：もちろん身体は老化していくけれど、ちゃんとケアすれば膣が萎縮するリスクは軽減するし、骨と筋肉を上手に動かせれば、女性としての快楽も楽しめる。私、30歳年上の友達がいるんだけど、彼女はシニアになっても燃え上がるような恋をしていて、なんて楽しそうなんだろうって思うの。若い頃たくさん悩んだり、いろんな経験をした分、歳を重ねると〝まぁいいよね〟〝こんなのもアリだよね〟って思えることが増えて、キラキラ輝く。そういう先輩たちを見ていると、私は若い頃に戻りたいなんて思わない、ちっとも。

福本：私も思い返すと、昔の恋の方が気持ち的に大変だったな〜って思います（笑）。逆に歳を重ねて、感受性や感度が育つということもありますか？

森田：あるよ！　だから、女性は歳を重ねてからが本番だと思う。妊娠を気にする必要もないし、シニアになってからの方がアクティブにセックスを楽しめる。20代のときは今が一番だと思ってたけど、年齢を重ねたからこそのセックスの素晴らしさがある。

福本：それが〝性が成熟する〟ということ。

森田：だから、歳を取るのが怖いと思う必要はない。

福本：年上の人がキラキラ輝いている姿を見ると、積極的に生きてる感じがして、素敵だなって思うんです。自分が好きなこと、リラックスできること、幸せを知ってる人ってすごい。

森田：そのためにも、相手によく思われたいと思っちゃうとダメだよね。まずは、自分。

福本：人と比べて自信がないって思いがち、思わされがちだけど、誰かの評価を望むよりも、自分が自分を大事に思うことから始めた方がいい。

森田：うん、それが一番気持ちいいことだよね。

関係を長く続けるには本音も大切

森田：性に対しておおらかな文化はもともと日本にはあったと思うの。江戸時代は、銭湯も混浴だったし、庶民の多くは質素な6畳ひと間の長屋暮らしで、プライバシーもほとんどない。両親のセックスの声だって子供に聞こえていただろうし、もっと性が身近にあった。夜ばい文化や、夫が自分の妻に対して、「ちょっと隣の若いもんに教えてやれよ」みたいなことも大昔はあったのよ。

福本：そうやって、性をオープンに楽しんでエネルギーを交換していると元気でいられそう。

森田：うん、元気になる。難しい問題だけど、男も女もだいたい3年で相手に飽きるようになってるから。

福本：じゃあ、どうやったら関係を長続きさせられるんですか？

森田：お互いのいいところを常に見合うこと。それが難しければ、1回離れてみてもいいと思う。長く連れ添う中で、お互い身体が変化していき、体調を一定に保つことも難しくなってきて、さらに家族や仕事のことで悩むことが増えてくる。さまざまな精神的な原因によってセックスがスムーズに行えないことだって多くなる。特に男性はＥＤで悩んでる人も少なくないよ。パートナーに言えず、病院に行ってバイアグラをもらってる人もいる。

福本：パートナーに言えないのは、恥ずかしいから？

森田：そうだね。自分は役に立たないと思い込んじゃう。だから、関係を長く続けていくにはお互い本音で話し合えることが大事だと思う。

福本：そうですね。そして、お互いの変化を受け容れられるか。

森田：うん、それもセクソロジーだと思う。どうしても受け容れられない、関係を続けられないと思ったら「今までありがとう」って言って、それぞれ次に向かって歩いていったらいい。

福本：自分にも相手にも正直になる。

森田：そうだね。産む人、産まない人がいるように、いろんな愛の形、家族の形があっていいと思う。前も話したように私も血縁関係のない桐島洋子さんと12年間一緒に暮らしたし。一人の人と添い遂げて子供を育てることも素晴らしいけれど、子供がいる人生が正解だと思い込んで、辛い不妊治療で苦しい思いをしたり、追い詰められる人もいる。でも、子供がいない人生だって幸せ。自分の生命がキラキラ輝くことが何より大事だと思うんだよね。

福本：人間って本来そういう生き物だった気がする。でも、文化とか社会規範とか法律とかができてきて、そういうわけにはいかなくなってきた。

森田：少し前までは女性はなるべく20代で結婚して、子供を産むライフスタイルがベストだっていう押しつけもあったわけでしょう？

福本：今もそういう意識はなんとなく残っていますよね。まず自分の生き方のマインドセットとして一人一人が自分の身体と心に向き合って、どうしたら自分はうれしいのか、気持ちいいのかってことを知っておく。コミュニケーションにも心を開いてみる。そうすれば人生が豊かになっていくはず。

自分らしさとセクシュアリティ

福本：数年前、森田先生が百貨店でイベントをしたとき、バイブレーターを並べてたら驚かれたというお話を聞いたことがあるけれど、本当につい最近まで女性がオープンに性を楽しむことが表現される場って日本には少なかったですよね。

森田：ディスカウントストアの暖簾《のれん》で仕切られたアダルトコーナーだけにしかないとかね。でも、お話ししたようにマスターベーションをすることでリラックスできて、きちんとしたリズムで分泌することで身体もメンタルも健康でいられる。

福本：そのベースは、性そのものを肯定することや、自分がこうありたいな、と思う性の在り方を自分自身で認めるということですよね。

森田：そう。性に対して罪悪感を持っていると、触れることにすら嫌悪感を抱いて、身体のテクノロジーや本当の快感を知らないままになってしまう。身体の欲求に対して〝いけないこと〟だと思わず、素直に従うようになると生きやすくなる。すると自己肯定感が上がる。

福本：自分らしい性の在り方に自分でＹＥＳと言えると人生が豊かになる。そのとき、「性は熟成させるもの」って言葉が味方になると思うんです。生きるうえで性は切り離せないし、自分との関係でもそれは大切。セックスとか膣ケアとかいろいろあるけど、前提は自分をハッピーにするためで、人生を豊かにするためだと思う。

森田：身体も心も全部丸ごと気持ちいい方がいいよね。もちろんセックスするときに相手に気持ちよくなってもらいたいけど、その前に一人で気持ちいいってことを追求することも大事。相手に合わせるだけじゃなくて、まず自分だよ、って。

性の本質

福本：先生は〝性〟そのものをどう捉えていますか？

森田：性ってこころを生かしてつなぐってことだと思う。

福本：つなぐって、生命を？

森田：子供を作り、生命をつなぐという意味だけじゃなくてね。社会のつながりとか自分の活動で誰かに影響を与えて、それが次につながるってこともあると思う。あっちゃんもそうじゃない？　本やSNSなどを通じていろんな発信をして、それでたくさんの人に影響を与えている。人それぞれやり方が違うだけ。影響を与え合って、それぞれが心を生かしてつないでいく、それが性だと思うし、生きるということなんだと思うよ。

福本：たしかにそうかもしれない。母に「本を作ってね」なんて言われなかったけど、自分が心を揺るがされる体験をして、大切なものに気づいて……。だからこそ感じたことを伝えたいって思った。この本を読んでくれた人の大切な部分に響いて、感じたなにかをまた誰かにつないでいってくれたらうれしいなって思うんです。

お父さんの姿

母の具合が悪くなってから父が変わった。

かなり進行してから病気が見つかって、当の母はすぐに「来るべきときが来たって感じかしら」と自分の運命を悟り、抵抗もせず治療にも全然文句を言わなかった。

父はショックや怒り、「なぜお母さんが」と受け容れたくない気持ちや緊張感があったのか、最初の頃は私が関係のないことで怒られたり、弱っていく母をケアするよりも強くさせようと「今それ?」というテンションで励ましたり、なんとなくズレているような、起きていることに抵抗することで、現実との間に歪《ゆが》みが生まれているような気がして、本当にそれがそのときやるべきことなのか、そうじゃないのか私にもわからなくて、少し苦しい時期があった。

今思えば、受容が必要なタイミングなのに大切な人だからこそ「なんとかしなければ」と〝抵抗〟してしまっていたのだろうと父の心境を理解できる。

でもそのときは、「病気について考えるのではなく、お母さんのことを考えてあげたいけどお父さんはそうじゃないのかな?」とか、「死は誰にでも起こる自然なものだと自分は思うけど、もしかしたら私とは考え方が違うのかな?」とモヤモヤした。だけど、もしかしたら父世代の人から見たら病気は問題で、そして問題はやっつけるものだという考えなのかもしれない。母に対して夫と娘、という立場の違いもあるのかもしれない。そんなことを思いながら、ピリピリした父にどう接していいのかわからず結構悩んだ。

愛する人が病で、もし転んだらなどと考えて毎日緊張感があるのもわかるし、もしかしたら私が思うより一人で抱え込みやすくて相談するのが下手なのかも……？　など、私も毎日ぐるぐる考えてしまっていた。

私が生活を変えて近くに住むのがいいんだろうか？　と考えてみたりもしたけれどそれも違和感があって、とりあえず明るさを取り戻すために自分の生活をしながら、眠る前に毎日2人のために祈るしかなかった。母の身体の痛みが軽くなるように、少しでも気分よくいられるように、父の気持ちが軽くなるように祈った。親が悲しそうなのはやっぱり嫌なのだ。

そんなある日、母が転び、結局入院してしまった。それを境に家族は一時期、全員バラバラになった。だけど振り返ると、この時間がとても大切な時間だった。ピリついた父とは口論になりやすく、話すのが怖くなって少し距離を置いていたけれど、ある新月の夜に電話をしたら父が落ち着いた様子で「なんとかしようと抵抗していくばかりじゃなくて、少し受け容れながらお母さんのことを考えてあげなきゃいけないいな」と言い出した。これにはすごく驚いた。

少しの間母と離れ離れになったことで、父は介護でいっぱいいっぱいだった状態から一人で考える時間ができ、ピリピリした自分と向き合って、母のベッドに寝っころがったりして母がどんな気持ちなのか考えたらしい。そして自分が病気をなくそうと躍起《やっき》になっていたこと、なんとかしようとしていたことに気づき、母にとってなにが大切なのかを考える姿勢に変化していた。

母のベッドに寝てみるあたりがオリジナルな行動（笑）！　とは思いつつ正直私は感動してしまった。もしかしたら父はこのまま、この状況に抵抗することだけに時間と心を使ってこの先進んでしまうかもしれないと私は半分覚悟していた。母の病気が発覚した当初、「たくさん手術をして病気をなくすことだけじゃなくて、お母さんが残りの時間をお父さんと楽しく過ごすためにどうするのがいいかも考えてほしい」と伝えたときは、「お前は病気に対して勉強不足だ」と怒られた。父はこれまで一生懸命に人生を切り拓《ひら》いてきた人だから、そう思うのもわかる。もう変わらないかもしれないな……と思っていたけれど、そんな人が自分の気持ちや現実と向き合って柔軟になることがあるんだ……!

同時に、母は病気になることで、最後まで父を間接的に育てているような気もしてきた。すごいぞ、この2人……。父は母に三食作って食べさせ、病院の送り迎えをし、排泄も含めバッチリ世話をしていた。本当にすごい。

ある日実家に帰ったときに、2人の会話が聞こえてきた。

父「おっ、今日は尿の色が悪くないな」

母「血尿じゃないってこと?」

ナチュラルにフツーに、話していた。その光景は私が到達したことのない愛情の領域、男女から発展してもうひとつ違う形になっている2人の会話に聞こえた。なんだかすごいものを聞かされているぞ、そう思った。

またあるときは、父がチェック表のようなものを見せてきて、なにかと思って覗《のぞ》いてみると、そこには事細かに食事の量、排泄の量、嘔吐の有無、通院やヘルパーさんの記録が記されていた。自分で表を作って、そこに記入しながら母の様子を見て、食事量など対応策を考えたらしい。父が母に対してフルコミットしているのを感じた。最初は人に相談をしてるのかな？　と心配だったけれど、その表をもとにケアマネさんや看護師さんとコミュニケーションを取っていて、立派な仕切りをしていた。もはや誇らしい。

本当にすごい、と思いながら話を聞いていると、「訪問の看護師さんやヘルパーさんは本当にすごい、こんなこともしてくれるんだ」といろいろ話を聞かせてくれた。別のときには「赤ちゃんを育ててる女の人はこういう毎日を過ごしてるんだなぁと思って」と、介護を通して、子育てをする女性の大変さにリスペクトを述べていた。そんな日が来るとは思っていなかった。

介護が大変で手が回らなかった分、実家の排水溝が多少汚れていようが服の畳み方が汚かろうが、それは喜んで私がやろう、そういう気持ちにさせられた。このときに父は本当の意味でのリーダーになった気がした。人は亡くなる直前まで成長をすることができる、というアーユルヴェーダの言葉を思い出した。

2人の関係が、大切な人の病気が、ここまで一人の人を成長させることがあるんだと感動した。父の姿を見ていると、母がいなくなるまでの時間が苦しいものから家族で乗り越えるべきものに変わり、支え合えるという安心感が生まれて、どうみんなでいい時間を過ごすか、というクリエイティブな発想に変われるような気がした。

亡くなる数日前に母が家に帰ってきて、もう声も出なくなってしまっていた頃、私は父が30歳の母にプレゼントした花の油絵を見つけて壁に飾っておいた。それを見たケアマネさんが、「私は男の人に花束をプレゼントされたことがないのよね〜」という話をしたらしい。父が「たしか結婚1年目にバラを30本プレゼントしたんだ、覚えてるか？」と母に話しかけると、声が出なくなり、意識も朦朧《もうろう》としていた母がそのときだけパチッと目を開けて「おぼえてるわ」としっかりした声で言ったらしい。これが母の、最後にちゃんと発した言葉になった。

いろいろな家族の形があると思うし、これが正解なわけじゃない。でも私は、2人で過ごす最後の瞬間を見て、この2人の間に生まれてきたことを、自分のベストチョイスかもしれないなと思った。

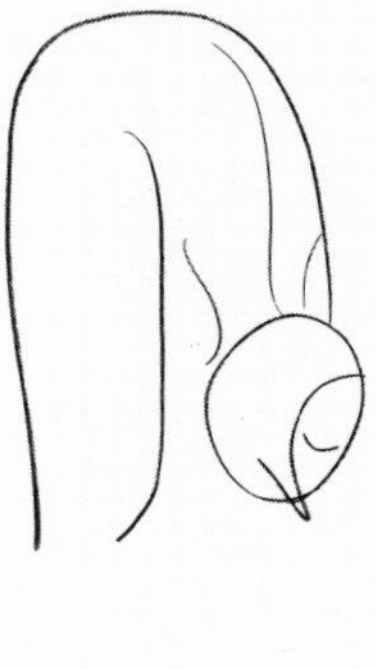

わたしのアイデンティティ・クライシス

この本を作ろうと決心した当時、私は自分の大切なものがわからなくなっていたと思う。弱っていく母、家族間での感情の揺れ、それに慣れない自分。いつもきれいにしていた母が弱り、細かなところに気が配れなくなっている状況にとてもショックを受け感情が揺さぶられた分、本当はそこに自分にとっての希望や大切にしたいと思っていることが実は隠されているのではないかと思って、それを見つけようと必死だった。

この慣れない状況へのモヤモヤに加えて、仕事ではひたすら走る時期がひと段落して、パートナーに対する考えや、自分の女性としての在り方など、これからの生き方への問いにぶつかる時期だった。一緒に遊んできた友人たちが母になったり、自分を取り巻く環境が変化するタイミングでもあった。母親という自分にとって大きな「女性」の存在をきっかけに、自分自身もまた女性である、ということに向き合わざるを得なくなった。得なくなった、というか、そのタイミングが来ているのを感じて、納得するまでそのことに、また自分の人生にも向き合ってみたくなった。

どんなタイミングで、なにをきっかけに自分と、また自分の人生そのものと向き合い直すのか、人によって違うと思う。

私の場合は母の「死」をきっかけに、自分の人生をどう生きたいのか、自分にとって大切ななにかに出会うことを今まで以上に大事に考えるようになった。それは社会のフォーマットやイメージに沿うものや、他者との比較で生まれた理想ではなくて、できればもっとこう、なんて言うか自分の内側から出てくるようななにかに気づけたらいいなぁと考えていた。内側から出てくる、とも言えるし、もうすでにあるものに気がつく、とも言えるかもしれない。なにかが自分の中にあるとどこかでわかっているからこそ、そういう悩み方をしたのかもしれない。とにかくそんなものに出会い直したかった。

そんな気持ちのときに、森田先生のような強く深く、しなやかな女性の先輩が身近にいる自分はとてもラッキーだったし、とっても信頼している編集の岩谷さんが一緒にこの本に関わってくれることも心強かった。

壁にぶつかった私は、少しずつ死に向かう母の姿を通して、自分が生きるうえで本当に大切にしたいことにまず向き合った。それはやっぱり「美しさ」や「美」に関すること、そして気持ちよく感じることについて、だった。

その美意識は母から受け継いだものでもあるし、これまでの人生の中で自然と大切にしてきたのだけど、自分にとって当たり前すぎて特別意識していなかった。でも、心揺さぶられる経験をしたことで、もともとあった「自分の中心」にもう一度、深く出会い直したと言えるかもしれない。

コスメを使う時間が心地いいのと同じ感覚で、歳を重ねることも心地よく感じたいし、誰かのケアをするときもそういうマインド、気持ちよさの奥にあることを大切にしたいと思った。そして森田先生は、ご自身の経験を踏まえてとてもリアルにそんな話をしてくれた。森田先生に対して感じていた奥深〜い魅力は、今までの人生経験での自分や人を思いやる気持ち、時として哀しみも養分となっていることが、お話をしてみて感じられた。対談を通して、どう気持ちよく老いるのか、性をどう肯定していくのかなど、たくさんお話が聞けたし、話したことで自分のエネルギーも復活した気がする。話すのは、放す、とも言うそうで、自分の中のモヤモヤを空気の中にすっと手放せた気がした。

そんな自分のポリシー的なものの再発見のほかに、想像していなかった気づきもあった。それはもっと大きくて、自分のこと、という枠以上のもっと人間として大切なことだった。

自分が大変なときに他人を包む優しさや、人の存在の尊さ、本当の意味でのこころの強さや大きさ、誰かを支えること、支えられること、普段は表に出てこない奥の方にある自分の弱さや繊細さにも触れた。母は最期まで強く優しく、私にはそれが誇らしかった。反対に、慣れないことに動揺していた私は周りの人の優しさや思いやりに支えられた。大切なときこそ気づく反面教師の例も見つめることになった。そのすべてから、この先ありたい自分自身の欠片にも触れたと思う。なにか成果を上げること、仕事に精を出すことというわかりやすく目に見えるもの以上に大切な「人が持つ力」に改めて触れることができた気がした。

森田先生の言っていた「ほんとうのことがわかるよ」はこれかな？　ちょうど、これからどうしよう？　というタイミングでそういうものたちに触れられたのはありがたく、また大切なことだった。

母がいなくなって少し時間が経ってもまだ、自分に対する問いは消えていなかった。今思えばなにか、うまく脱皮することが必要だったのに、なかなかうまくできない気がしてフラストレーションを抱えていたのかもしれない。年齢的にも積み上げてきた経験がそこそこあり、でもまだ先もある、そんな中間のタイミングだから余計にそう感じていたのかもしれない。

そんなモヤモヤを一回り以上年下の友達に相談したら、「それは、アイデンティティ・クライシスね」という返事が返ってきた。この言葉が、驚くほどしっくりきた。私くらいの年齢で起こる場合は「ミッドライフ・クライシス」とも呼ばれ、今までの人生はこれでよかったのか？　とこれまでの生き方に疑問を抱いたりする時期で、誰にでも起こりうる心理的なことらしい。

わからない、というモヤモヤは、今いる状況を客観的に理解する糸口を見つけられたときからとてもスッキリする。

私は、母を亡くしたことをはじめ環境の変化で自分を一度失って、その後の新しい感情、体験、世界の見え方を通して、自分を再構築している途中なんだ。この本を作ろう、と思ったときから今までに感じたことも、自分の生き方や性を見つめ直す流れになったことも、大きく見ると私自身のアイデンティティ・クライシスかもしれない。なんだ、私は今、Renewalしているんだ。そう考えると一見不安定なこの時期も成長のステップと理解できるし、この出来事や人との出会いによって新しいことを学んでいるんだと思ったら、気持ちが楽になった。そして、モヤモヤしていた自分の状態を受け容れることができた。この、自分を受け容れる流れが今の私に最も必要なプロセスかもしれなかった。

今の自分は飛行機が離陸する前にやたらと揺れる、あの状態なんだとイメージが湧いてきた。同時に、これは着陸でもある、そう思った。生きていたら変化は自然と起こるものだから、きっとこういうことはこれからも起こる。その都度考えて、過去をリフレッシュして未来に希望を持ち自分を再構築していくことも、生きることそのものなのかもしれない、それでいいんだと思った。

今までの自分を肯定しつつ、でもそれに囚われることなく新しく先に進もうと思う。母の遺した〝大丈夫よ〟も、心のどこかで、ずっとじわじわ効いている。

まだまだ時間がかかる脱皮の途中。答えがわかって書いているものではないし、私自身も体験しながら綴っていたので、もしかしたら感情的で、文章も散らかっているかもしれない。ここで感じたことが、数年後にはきっと、もっと熟成された考えになっている。

でも、生も死も、歳を重ねることも、性に関することも、誰の人生にも起こること。

だからこの本が、読んでくれた人のどこか大切な部分にそっと触れてほしいと思う。その大切な部分が、自分の過去や芯の部分を掘り起こして、自分にとって大切なことを思い出すきっかけになってほしいと願う。

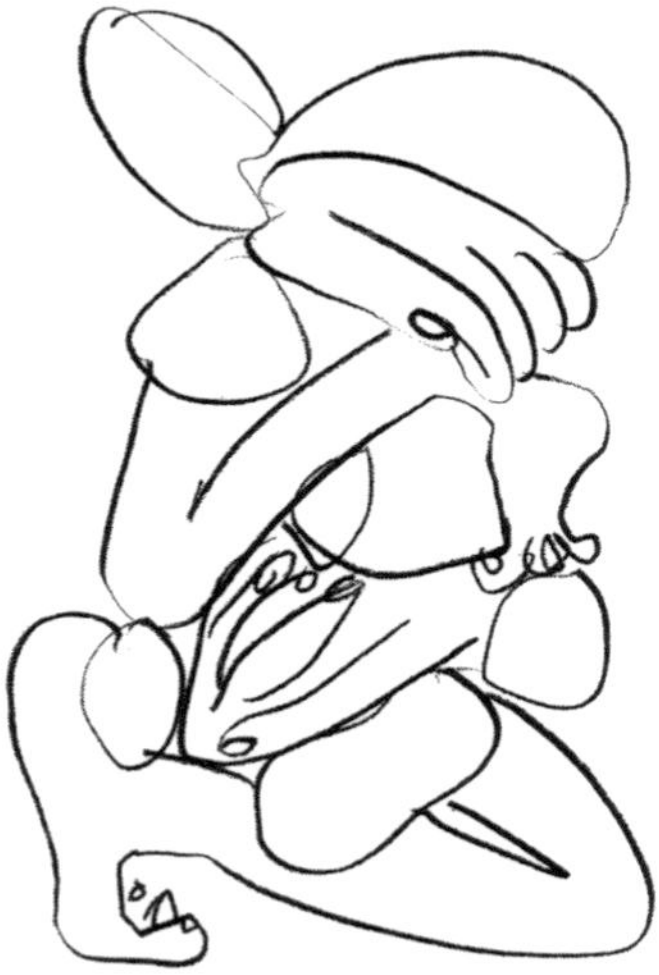

おわりに

森田敦子

敦子さん（あっちゃん）から連絡がきて会おうか！　ということになるときはいつも終わりと始まりを意味している。

あっちゃんの物語にはいつも2人の主人公が存在している。そんなふうに私は感じていた。一人のあっちゃんは心に大きな深い傷を負って打ちひしがれ、それでも自分の身に起きたことの意味を真剣に考えて内向している。その物語に登場してくる人物との葛藤や切ない思い、怒り、やるせなさがなにを意味するのかを自問自答して、その結果の重みに徹底的に苦しんでいる。

もう一人はその重みから安易に逃げ出そうとせず、「どうやって生きていけば自分らしくあり続けることができるのか！」を、空を一人で眺めながらゆっくりとゆっくりとあっちゃんの本当の笑顔を導くようにナビゲートしているのだ。

私はそばにいて話を聞いている。妹のような大切な存在であるあっちゃんが、思いもよらない、だけどいつだって彼女らしい方向に舵をきっていく瞬間を私は見逃さない。

人生の分かれ道。そんな大きな分岐点には、苦しみや孤独や悲しみが伴うことが多いように思う。

うずくまってしまうような状態のとき、多くの人は顔も上げられない、人の言葉も入ってこない。キレイでありたい、前向きでありたい！　夢を持ちたい！　こんな思いは皆無。だけど実は、そんなときにしか用意されないセカンドステージがあると感じる。

あっちゃんは、どれだけ小さくうずくまったとしてもその苦しみの中から自分の道を見つけて、周りの期待を大きく超えて新しい道を歩き始める。涙を流すことがあったとしても、次に会えば「やっぱり私は人生をよりよく変えていく！」と話しながら、いつもこちらに笑顔を向けてくれる。彼女のしなやかな感性を支えているのは、きちんと感じること、そして自分を愛すること、心の栄養となる言葉をいつも自分の側に置いておくこと。そうやって〝気持ちよくいよう〟と努力しているからだと私は知っている。

お母様の死を受け止めることが容易ではないことは経験からもよくわかる。今までとは違う混乱の中にあってもあっちゃんが常に忘れなかったことをここに記すね。

「あれほどキレイであることを意識していた母なのに、髪もボサボサになっていて、肌の保湿状態も良くないの」。こう話していた。そういうとき、人は違う部分に注意がいって、そんなところをあまり気にかけないものだけれど、あっちゃんは違う。

最期にお友達が会いに来てくれるのだし、キレイであることを大切にしていた母だからと敦子スメを取り入れたケアを妹さんと始める。そしてそれをうれしそうに見つめてくれたお母様がいらっしゃった。そして静かに旅立たれた。

この本を読んだみなさんは、自分の思いに嘘をつかず丁寧に生きる、という彼女のテーマを感じているはず。これが、セカンドステージのルールなのだそう。

余計な説明はこのくらいにしよう。まだ読んでいない人へ私からの最後のメッセージ。

「まあ読んでみてよ」

気《き》持《も》ちいいがきほん

2023年6月30日　初版第1刷発行
2023年7月 5 日　　　第2刷発行

著　者　　福本敦子《ふくもとあつこ》
協　力　　森田敦子《もりたあつこ》

挿　絵　　iori nishiwaki
ライティング　浦本真梨子（P.116〜146）
編　集　　岩谷大
ブックデザイン　西垂水敦・市川さつき（krran）

発行者　　三宅貴久
発行所　　株式会社　光文社
〒112-8011　東京都文京区音羽1-16-6
電　話　　編集部　03-5395-8172
書籍販売部　03-5395-8116
業務部　03-5395-8125
メール　non@kobunsha.com
落丁本・乱丁本は業務部へご連絡くだされば、お取り替えいたします。

組　版　　萩原印刷
印刷所　　萩原印刷
製本所　　ナショナル製本

ISBN978-4-334-95384-3